U0189575

逆向创新

REVERSE INNOVATION
IN HEALTH CARE

著　[美] 维贾伊·戈文达拉扬（纽约时报畅销书作家）
　　[美] 拉维·拉马穆尔蒂

主审　李文凯　朱纪明　　主译　谭　竞　黄奕祥

价值医疗

HOW TO MAKE
VALUE-BASED
DELIVERY WORK

的实践

中国科学技术出版社

·北京·

图书在版编目（CIP）数据

　　逆向创新：价值医疗的实践 /（美）维贾伊·戈文
达拉扬,（美）拉维·拉马穆尔蒂著；谭竞，黄奕祥主译
. -- 北京：中国科学技术出版社，2024.1（2024.3 重印）
　　ISBN 978-7-5236-0292-8

　　Ⅰ.①逆… 　Ⅱ.①维… ②拉… ③谭… ④黄… 　Ⅲ.
①卫生服务 　Ⅳ.① R197.1

中国国家版本馆 CIP 数据核字（2023）第 217797 号

Original work copyright © 2018 Vijay Govindarajan, Ravi Ramamurti
Published by arrangement with Harvard Business Review Press
Unauthorized duplication or distribution of this work constitutes copyright
infringement.

著作权合同登记号：01-2023-5351

策划编辑	卢紫晔
责任编辑	曹小雅
封面设计	成思源
正文设计	中文天地
责任校对	邓雪梅
责任印制	李晓霖

出　　版	中国科学技术出版社
发　　行	中国科学技术出版社有限公司发行部
地　　址	北京市海淀区中关村南大街 16 号
邮　　编	100081
发行电话	010-62173865
传　　真	010-62173081
网　　址	http://www.cspbooks.com.cn

开　　本	710mm×1000mm　1/16
字　　数	221 千字
印　　张	15.5
版　　次	2024 年 1 月第 1 版
印　　次	2024 年 3 月第 2 次印刷
印　　刷	北京博海升彩色印刷有限公司
书　　号	ISBN 978-7-5236-0292-8 / R·3137
定　　价	150.00 元

审译者名单

主　审：李文凯　美国中华医学基金会

　　　　朱纪明　清华大学万科公共卫生与健康学院

主　译：谭　竞　西南交通大学附属医院

　　　　黄奕祥　中山大学公共卫生学院

副主译：Ming Yen Cheung　上海普之康医院管理咨询有限公司

　　　　唐　柯　长生医疗集团

译　者：（以姓氏笔画为序）

　　　　申丽君　清华大学万科公共卫生与健康学院

　　　　汤宇轩　中山大学公共卫生学院

　　　　孙　悦　中山大学公共卫生学院

　　　　张　泳　中山大学公共卫生学院

　　　　梁艺菲　中山大学公共卫生学院

　　　　谢心怡　中山大学公共卫生学院

中文版荐书语

目前我国正在构建高质量医疗服务体系，旨在达到低投入、高效益和高群众满意度的效果。这个目标如何实现？《逆向创新：价值医疗的实践》提供了有益的实战借鉴。

阅读此书，我认为至少有 4 点启示价值：其一，低投入确实能够获得高效益的医疗服务，即价格便宜且高性价比，书中列举了多个典范医院实例为证；其二，这些医院的一个共同特征是在运营中遵循了以价值为导向的医疗服务的五个核心原则，这些原则可以独立或综合使用；其三，可以通过建立一种超强成本意识文化，不断压缩成本，由此实现低价格高质量的医疗服务；其四，这些创新都是来自医院自下而上的实践，没有依赖"政策改革"。

《逆向创新：价值医疗的实践》一书可谓破解了特殊发展情境中为群众提供可负担的、高质量医疗服务的密码！如果从事医疗服务的管理者能静下心来，仔细研读，结合各自医院的管理实际，消化吸收后进行再造，必能找到一条适合自己的可持续高质量发展的医疗创新之路。我乐意将此书推荐给广大医疗服务工作的研究者和实践者，用他山之石，助力新时代中国式医疗服务的高质量发展。

——胡志教授，安徽医科大学原副校长、中华预防医学会卫生事业管理分会前任主委在控制医疗费用的改革大背景下，如何实现低价格和高价值的统一，提供高性价比的医疗服务，逐渐成为公立医院越来越关注的问题。以价值为导向的医疗服务模式的核心，一方面是医疗成本的控制，另一方面是医疗质量和疗效的提升，与现在公立医院的发展目标一致。《逆向创新：价值医疗的实践》以案例的形式，详细展现了以价值为导向的医疗服务模式在印度医院的实施和在美国的推广，为医疗机构管理者如何通过自下而上的实践、如何发挥医院主观能动性推动医改目标的最终实现，提供了具有现实意义的经验借鉴。

——耿庆山教授，深圳市人民医院院长、广东省人民医院原党委书记

《逆向创新：价值医疗的实践》通过对印度和美国医院的个案研究，为整个医疗行业提供了具有启发性和实用性的见解。这本书清晰地传递了如何提高医疗卫生服务的普及性：以更低的成本为大众提供卓越的医疗服务。

当前世界各国的卫生健康系统都面临着不断增加的卫生健康需求，如何提高质量、降低成本已是每个医疗机构需要认真对待的问题。戈文达拉扬和拉马穆尔蒂在《逆向创新：价值医疗的实践》中揭露了美国医疗体系的问题，也为我们提供了许多未来思考的方向及具备实践意义的指导。

在如今的医疗大环境下，《逆向创新：价值医疗的实践》所提出的理念和建议值得我们认真参考。我们应借鉴其他国家的成功案例，适当地促进和振兴当前的医疗卫生健康系统。任何想为我们的医疗卫生健康行业做出贡献、想造福于人民的医疗卫生健康行业从业者和决策者，都应认真阅读这本书。

——于家娣，世界银行国际金融公司（IFC）亚洲区首席投资官

建设卓越的医疗服务体系应具有正确的初心和解决问题的毅力，书中一些看起来不那么有"道理"却敢于打破固有模式的做法，能消除医疗行业的孤立思维和偏见。

——陈海啸，台州恩泽医疗集团（中心）主任

用先进的技术治病救人、用高超的手术起死回生是伟大的事，让全民医保资金得到更高效的使用、让更多患者在价值服务中得到救助和实惠是正确的事。《逆向创新：价值医疗的实践》恰恰阐述了如何通过创新兼顾伟大的事和正确的事。

——唐柯，长生医疗董事长，百济神州前董事

看逆向思维在全球医疗改革中
创造奇迹

　　《逆向创新：价值医疗的实践》是一部描述医疗保健领域中逆向创新的重要著作的译本。本书深入探讨了各类医疗机构从印度这样的发展中国家的成功医疗案例中汲取经验，并将其向美国这样的发达国家转移医疗创新的实践案例，以及这种逆向创新对全球医疗保健行业的影响。作者通过深入研究印度和美国医疗领域的实践案例，展示了逆向创新如何改变医疗保健的传统范式，为深化以价值为导向的医疗改革提供了新的思路和解决方案。

　　随着人类社会科技的不断发展，各国人民对医疗保健服务的需求也在不断提升，加之新冠疫情在世界范围内产生的巨大影响，这些都使全球医疗保健领域面临着前所未有的挑战。在各国卫生系统不断演化以迎接这些挑战的过程中，以价值为导向的医疗卫生服务改革逐渐成为一个全球性的议题和解决方案。以价值为导向的医疗服务模式的五大核心原则——关注患者价值、优化医疗过程、整合医疗资源、数据驱动和持续改进——成为各国医疗系统实现"人人享有高质量医疗服务"愿景的必经之路。而基于社区的医疗服务、利用数字技术、精细化管理和预防保健、创新的商业模式、合作与共享等逆向创新的常见策略，为实现价值医疗、解决全球医疗保健挑战提供了新的视角。

　　通过阅读本书，读者将深入了解逆向创新的原理和实践，以及它对医疗保健行业的影响和未来发展趋势。通过对逆向创新典型案例的剖析，本书向我们展示了医疗机构如何在资源有限的环境中，开发出更加适应当地需求的医疗服务模式，从而提高医疗服务的可及性、可负担性和质量，为患者提供更加有价值的医疗服务。本书填补了关于逆向创新在医疗保健领域中的认知空白，并为医疗保健专业人士、政策制定者和学者提供了宝贵的参考资料。本书的出版对于推动全球医疗保健领域的发展具有重要意义，同时也为各国医疗保健体系的改革和创新提供了有益启示。

作为中国读者，自然更关心我们能够从本书中获取哪些可以借鉴的经验。首先，中国也是一个发展中国家，与印度在卫生体系、经济水平、医疗资源和文化背景方面存在一些相似之处。因此，中国可以借鉴印度的医疗模式，从中学习经验和教训，探索适合中国国情的医疗创新路径。其次，中国也面临着医疗资源不足、重专科三甲医院轻全科社区医疗、重治疗轻康复等医疗服务不均问题，需要寻找创新的解决方案。印度的医疗模式注重基层医疗服务和社区健康管理，通过数字化技术和创新的商业模式，提高了医疗服务的效率和质量。这种模式可以为中国提供借鉴和启示，促进中国医疗保健领域的创新和进步。最后，中国和印度在医疗保健领域的合作也具有广阔的发展前景。中印两国可以共同探索逆向创新的机会和挑战，加强医疗技术和经验的交流，共同应对全球医疗保健领域的挑战。

新兴市场的医疗创新可能颠覆传统商业模式，提供更具成本效益的解决方案。在资源匮乏的环境下，创新往往需要更大的适应性和灵活性，医疗改革需要在保证医疗质量的同时，寻求更加符合中国国情与中国文化特色的解决方案，推动我国医疗健康产业向着更具创新性和可持续性的方向发展。当技术演进、经济增长、社会迭代等宏大叙事分散在每个寻常的日子时，更需要我们不忘来路，认清前方。同样，也希望中国的医疗改革与探索给世界和其他国家提供有益的借鉴。希望本书能够为中文读者提供有价值的启示，促进中国医疗保健领域的逆向创新和价值进步，从而为中国乃至全球民众的健康福祉作出积极贡献。

同济大学医学院院长　郑加麟教授

中国需要"价值医疗"

自 2012 年创建"医学界网"以来，我们始终怀着"服务医者、改善医疗"的梦想。因为工作的性质，我们对中国医疗有着未必深入、却足够广泛的触觉，因此对价值医疗我并不陌生，但在设立"医学界价值医疗泰山奖"（以下简称"泰山奖"）之前，我对价值医疗的了解并不深入。

2019 年，我们有机会和国家卫生健康委员会下属的一个单位合办了"中国价值医疗大会"。通过这次会议，我深入了解了价值医疗的理论、意义和实践。当时我就意识到，中国医疗需要"价值医疗"，并且它和医学界"科学、专业、善良"的经营理念是同向的，同时决定由"医学界网"出资设立"泰山奖"。和很多奖项不同，"泰山奖"没有商业赞助、有严谨且独立的评选流程、为个人获奖者颁发奖金（虽然很有限）。到 2023 年止，"泰山奖"评选已举办了 4 届，每一届都从"临床研究""诊疗方案""公共卫生""医疗管理""公益人物""医疗报道""药械突破"等方面评奖。可以说，"泰山奖"已经在我国医学界形成一定影响，对我国价值医疗的传播起到了一定的推动作用。

我们为什么要投入不少资金、精力，不计回报地开展"泰山奖"评选工作呢？基于对中国医疗现状的认知，我深信，中国需要价值医疗。

1.随着我国老龄化的不断加速，医疗支出将会快速上升，而伴随着我国经济增速放缓，我们必须把有限的医疗经费使用得更有效率。实际上，我个人认为，想要我国的医保基金不被快速增长的医疗支出拖垮，"价值医疗"将是唯一的答案。这一点将在未来十年中得到验证。

2. 价值医疗提倡的"临床有效、改善体验、可及性提升、控制成本"，能够为我国医疗系统提供刚性的价值判断标准，包括：什么样的药品和器械能够或应该获得批准？什么样的产品和医疗服务能够或应该被纳入医保？而这正是我国医疗系统目前尚待解决的两大关键问题，也只有把好这两个入口，我国的医疗效率才能得到更有效的提高。

3. 我国的医疗系统正面临着从"以机构为中心"向"以患者为中心"的转变。在这个进程中，如果没有价值医疗作为标定价值的支点，作为医疗价格改革的准绳，那么"以患者为中心的医疗"注定难以实现。

简言之，为了"拥有更好的中国医疗系统"，我们必须理解、接受价值医疗，并推动它在我国落地、生根、发芽，让其成为我国主要的卫生经济学理论之一。

《逆向创新：价值医疗的实践》中文版即将出版，我很高兴借此机会表达我对价值医疗的看法和对未来我国医疗系统的预测。

从评选"泰山奖"的经历来看，价值医疗在我国虽然不乏案例、不乏探索，但这种探索还很不足、也缺乏深度，我们在评选案例时经常感到选择面有限。《逆向创新——价值医疗的实践》利用印度医疗市场的鲜活案例，以及美国医疗市场的有益探索，介绍了发达国家和欠发达国家的尝试。这既能告诉我们价值医疗所追求的"最高性价比医疗"的普遍意义，也能给我国的医疗从业者、实践者、管理者、政策制定者，提供鲜活、一手的操作经验。

在此感谢作者、译者、编者为推广"价值医疗"所做的努力。为了更好的中国医疗，这值得我们继续奋斗！

医学界网创始人、董事长　陈奇锐

译者前言

　　医疗健康领域的研究者和实践者高度关注医疗成本、医疗质量和可及性问题。医疗服务的"高质量""低价格""易获得"一直被从业者认为是"不可能的三角"，三者很难实现统一。当翻译《逆向创新：价值医疗的实践》这本书时，我们看到一些医疗健康服务机构通过开创性的实践工作实现了医疗服务"高质量"与"低价格"之间的平衡。

　　这听起来有些令人难以置信，在翻译过程中，我们也带着好奇与疑惑审视着书中的每一个案例。本书介绍了国外7家典范医院，在令人惊讶的财务数据背后，其优良的临床医疗结果确实实现了医疗服务"高质量"与"低价格"的完美统一！更加出乎意料的是，这种人人可负担的高质量医疗服务并非依靠财政拨款或慈善捐赠，而是医疗机构通过提供医疗服务所获合法利润就能实现，并且还能持续发展和扩张。作者分析了印度高质量低价格医疗服务能够盈利的原因，既不是印度医院劳动力成本低廉，也不是压缩了教育和研究方面的投入，而是医疗机构在医疗资源匮乏、国民支付能力低下的环境中所激发出来的以价值为导向的创新型医疗服务模式。

　　本书作者研究了数十家医疗创新机构，最终甄选出7家以超低价格提供世界级医疗服务质量的创新型典范医院作为案例，将其以一种引人入胜的、讲故事的方式呈现给读者。这些医院的共同特征是在运营中遵循了以价值为导向的医疗服务的五大核心原则。五大核心原则独立运用或联合运用都有助于实现医院实现"人人享有高质量医疗服务"的愿景。这些医院以人人应享有医疗健康服务为使命，按照中心网络架构配置机构组织，积极应用新科技以提高工作效率，并通过建立极端的成本意识文化持续不断压缩成本，再以任务转移压缩人力成本，持续提升医疗服务质量，由此实现高质量、低价格的医疗健康服务。作者在书中借用多家印度医院的实际案例对五大核心原则的应用进行了详细阐述，并以每家医院的财务情况和医疗服务质量数据回答了人们对其高质量、低价格、可持续性发展的质疑。

本书第一章研究了印度医院中的成功案例，探讨了印度医院如何在经济贫困、医疗资源匮乏的环境中催生新的医疗发展模式，同时探讨了将该模式推广到其他国家的可能性。印度的创新医疗模式跨越了发展中国家和发达国家在卫生体系、经济水平、医疗资源和文化背景等方面的差异，该模式现在已经在美国生根，正逐步走向世界各地。本书第二章以案例形式介绍了印度创新医疗模式在美国医疗健康机构的应用，这个从资源匮乏的大型新兴市场孕育而生的创新模式具有强大的生命力，它转化甚至是颠覆了美国和其他发达国家的医疗商业模式。无论是在印度还是在美国，这些创新都是医疗机构自下而上的实践，没有依赖任何"政策改革"。译者认为"逆向创新"既然可以从发展中国家向发达国家传播，那它也可以成为一条始于医疗健康服务一线的自下而上的创新路线。

对我国而言，研究印度为什么能提供人人可及且高质量、低价格的医疗服务具有很强的现实价值和启示意义。我国正面临慢性病与肿瘤患者人群增加、人口老龄化所带来的在职退休比下降和医疗费用上升水平超过经济增速等问题。与此同时，经济发展和医保筹资水平却呈现增速放缓趋势，医保基金面临的控费压力更显紧迫。控制医疗费用已成为医保医疗和医药政策制定者、医疗和医药领域投资者、医院管理者，以及医疗服务从业者必须思考的重要问题。

近年，我国出台了分级诊疗、限制医院盲目扩张规模等政策来保证国内医疗服务，医保支付制度如疾病诊断相关分组（DRG）、按病种分值付费（DIP）等付费方式也在同步改革。但是，我们最期待见到的基层医疗卫生服务诊疗能力大幅提升的局面依然没有出现，三级医院的住院人次仍在逐年增长、次均住院费用仍在逐年上升。DRG 和 DIP 虽然是控费利器，但有研究显示其存在减少服务时长、降低服务水平等牺牲医疗服务质量的现象。仅靠推行 DRG 和 DIP，我国难以实现医疗服务高质量与低价格的统一。同时，我国基层医疗卫生服务诊疗水平与患者的就医需求和期望还有较大差距，只有加大政策支持力度，大力提升基层卫生服务能力，才能有效遏制大城市大型医院的住院人次、次均住院费用不断增长的势头。以价值为导向的医疗服务模式是通过提升效率、评估成本效益、控制无效支出等来实现医疗服务高质量与低价格的统一，实施价值医疗或许可以成为我国医疗健康改革与发展的重要方向。

本书介绍的创新原则在我国其实也有迹可循。例如，我国越来越多的地区，特别是在欠发达和偏远地区，建立了远程诊疗系统以提升该地区的诊疗水平；药品和耗材的集中带量采购、医保目录和服务价格的调整不但节省了大量药品和检验成本，也提升了医疗技术的服务价值；组建区域"医联体"并以此为单位进行医保"总额预付、结余留用、按人头付费，甚至按健康结果付费"政策的探索；还有将"互联网 + 医疗"纳入医保支付等。虽然这些创新改革会遇到许多未知的问题，但向群众提供可负担的和高质量的医疗健康服务是值得倡导的改革方向。

新冠疫情期间，全国上下艰苦奋战。这场战"疫"展现了我国医疗卫生体系实力和国家治理能力，也真实暴露出基层医疗机构存在的能力不足等短板问题。试想，如果基层医疗机构与大型医院能形成利益共享、激励相融、信息互通、服务连续的整合型医疗服务体系，其涉及的专科诊疗方案和诊疗过程接受大医院线上与线下的指导或监督，常见病患者无须向上转诊且不影响大医院收入，基层医院依靠预防、管理疾病工作效果而非业务量获得激励……那该多好！因此，我们希望通过本书激发医保和卫生行政部门、卫生政策与管理研究者、医院管理者和医疗投资者等相关部门与人士深入思考如何提供人人可及、与经济发展水平相匹配的高质量医疗健康服务。

我们相信会有越来越多的同仁关注以价值为导向的医疗服务研究与实践。因译者水平有限，不足之处，恳请读者不吝赐教。

译　者

2023 年 3 月

目 录
CONTENTS

第一章

来自海外的医疗服务解决方案

印度以价值为导向的竞争

第一节
一个健康难题遇到了一个不太可能的解决方案

让时光回到几年前的一个春日，50多岁的乔治感觉自己呼吸困难。他的妻子便开车送他到得克萨斯大学西南医学中心急诊室，他在那里被确诊为肺炎。4个月后，乔治在出院时收到了一份长达161页的账单，需要他支付的医疗费用为474064美元。

刚从肺炎中熬过来的乔治看到这个账单后，不知道自己是否还能够挺过去。光床位费就花了73376美元，呼吸治疗费、氧气费和呼吸功能检测费加起来有94799美元，各种"特殊药品"，其中大部分是"0.9%氯化钠"，也就是静脉注射盐溶液，加起来有108663美元。

乔治请了一位曾经在蓝十字与蓝盾协会（Blue Cross Blue Shield）负责理赔工作的女士，为其进行账单审计和权益维护。这位女士是在收到一份她女儿的急诊室天文数字账单后，决定从为公司处理理赔工作转为替患者方处理理赔工作。她的努力起到了一点作用，这家医院年薪为1244000美元的院长同意将乔治的费用下调到"仅仅"313000美元。

万里之外，距离印度班加罗尔几天车程的一个小农庄里，有一个名叫迪普的患有心脏病的18个月大的小男孩，他的父母为此彻夜难眠。迪普比同龄的孩子个头小，吃东西没食欲，对任何东西也提不起兴趣。迪普的父母认为还有希望，毕竟5年前得知女儿的心脏需要动手术时，他们也曾处于这样的境地。他们带着儿子来到了曾给女儿做过手术的同一家医院——班加罗尔的纳拉亚纳医院（Narayana Health），一家擅长小儿心脏手术的营利性私立心脏病医院。这家医院每天要做 16 台儿科心脏手术，占其手术总量的一半。

纳拉亚纳医院在整个印度都很出名，这里不仅手术疗效好，价格也便宜。在纳拉亚纳医院做一次常规心脏手术只需花费约 2100 美元，与美国医院相比，能便宜几万美元。更重要的是，这家医院有 60% 的儿科手术对于像迪普这样的家庭是免费的或是有补贴的。纳拉亚纳医院作为一家营利性公司，2017 年 12 月时其市值已经超过 10 亿美元。

迪普的父母实际只支付了他心脏手术总费用的很小一部分。医院方面告诉他们"不用担心钱的问题，把他带回家，看看他的胃口能否好转"。手术有了效果，回家后，这个小男孩茁壮成长。

这两个故事引出了一个有趣的问题：是否所有国家，无论贫富，都能从纳拉亚纳医院学到如何提供可负担且具有世界水平的医疗服务呢？对美国而言，这个问题提出得非常及时，因为美国正处在医疗健康服务政策改革最关键的时刻，也许是决定性的时刻。其实这个问题与每个国家息息相关，例如英国国民医疗服务体系（National Health Service，NHS）在解决医疗成本、医疗质量和医疗可及性等问题上举步维艰。NHS 监督小组的负责人吉姆·麦基（Jim Mackey）直言："NHS 正一团糟。"[1] 而法国的医疗健康系统已经接近破产[2]。在不发达国家中，情况更糟：美国和欧洲可能是数百万人需要更好的医疗服务，但不发达国家则是数十亿人得不到医疗服务。

我们认为是时候在这些问题上考虑一些非常规的补救措施了，也希望能通过本书进行一些探讨。不光医院管理者、医生、卫生顾问和卫生政策制定者应该对这些医疗难题的创新解决方案感兴趣，也希望本书能引起保险公司、为员工福利花费大量资金的公司、为医疗行业提供药品与设备和服务的供应商，以及寻求颠覆传统医疗模式的企业家们的关注。希望能有更多公司像亚马逊（Amazon）、伯克希尔·哈撒韦（Berkshire Hathaway）和摩根大通（JPMorgan Chase）在 2018 年 1 月宣布的那样进行尝试：建立一家为上百万员工提供医疗服务的独立医保公司[3]。更希望这本书能动员所有国家处于医疗健康领域基层的机构，进行自下而上、深入持久地改革。

让我们先来看看美国的医疗现状。

一个"不健康"的难题

美国医疗健康体系有好的一面，也有坏的甚至是丑陋的一面。美国拥有世界上最好的医院和医生，创造了比世界上任何国家都多的医疗卫生奇迹。美国人在诺贝尔生理学或医学奖上独占鳌头，美国制药公司研发的新药挽救了无数生命，美国的医疗设备公司也有层出不穷的创新成果。美国人可以选择自己的医生和保险公司，他们不需要担心医疗配给定额或陷入漫长的手术等待期。印度这个叫迪普的小男孩有幸得到的医疗服务对大部分美国人而言是容易获得的，虽然他们的价格更昂贵一些。这些是美国医疗健康体系好的一面。

再来说说坏的甚至是丑陋的一面。2016年，美国在医疗方面的支出达到了惊人的3.3万亿美元，几乎占其GDP的17.9%，这相当于每人平均花费了10348美元，至少是其他工业化国家医疗花费的两倍。2000—2015年，美国医疗费用的增长率是美国居民消费价格指数的两倍[4]。这导致了像乔治这样的人的医疗保险费、共付金和个人分摊费用猛增。医疗费用增加所造成的间接损害也十分广泛，比如医疗费用增加会导致每一辆在美国制造的汽车多增加15%的成本；因为医疗费用猛增，公司也会把更多的资金用于管理者支持的健康保险计划，从而蚕食了雇员的工资[5]；庞大的医疗费用也挤占了政府用于基础设施、研究和教育等重要领域的可自由支配资金。到2030年，超过65岁的美国人将达到美国总人口的20%，医疗服务费用的上涨压力也将是前所未有的，美国的国家预算及家庭预算都将面临医疗费用问题。

尽管医疗支出不断打破纪录，但美国的医疗服务质量参差不齐，医疗差错、医疗事故频发，效率低下。在一份 2017 年美国联邦基金会[①]（Commonwealth Foundation）发布的关于 11 个工业化国家医疗状况的报告中，美国的医疗支出排在第 1 位，总体医疗结果却排在最后一位[6]。美国人的平均预期寿命排在世界第 43 位，而医疗差错是医院患者死亡的第三大原因，3/4 的医疗服务支出也是用于慢性病——其中许多疾病本来可以得到更好的管理和预防。令人感到沮丧的是，老年和残障健康保险[②]的参保对象 30 天再入院率为 15%~16%，纳税人每年要为此支出 170 亿美元。公民获得医疗服务的机会也不均衡：尽管《平价医疗法案》[③]帮助 2000 万美国人获得了医疗保险，但依然还有 2800 万美国人没有医疗保险。而且就算有了保险，医疗保障不足的情况也很普遍，美国大约有 23% 的人医疗保障不足。而持续存在的种族、族裔和收入差异都影响了医疗服务的可及性和最终效果[7]。

反思美国医疗健康体系的现状，美国医学研究所在一份以尖锐出名的报告中总结道："我们实际获得的与我们应该拥有的医疗服务之间，不仅仅是存在差距，而是存在鸿沟。"[8]这份报告已是 17 年前的事了，尽管这些年关于医疗卫生改革的讨论很多，甚至是没完没了，但实际情况还是没有多少改变。

现实怎么会是这样的呢？有一点很明确，有许多特殊利益方在起作用。保险公司、监管机构、医生群体、制药行业、工会等，所有这些参与者都有自己的利益诉求，而正是这些利益诉求拖累了医疗变革。

但是，关于医疗健康问题的争论没有取得进展的真正原因是"改革者"正在就错误的事情进行辩论，问题的核心不是谁为了什么而付钱，医疗保险费用飞涨只是潜在问题的一个征兆。美国医疗健康问题的核心是医疗花费昂贵，

---

① 美国私立且影响力很大的非营利性基金会。——译者注，全书同。
② 只负责美国 65 岁及以上老年人的公立医疗保险。
③ 《平价医疗法案》（Affordable Care Act，ACA）也被称为《奥巴马医疗法案》，是 2010 年签署的美国医改的核心内容。其中最大的亮点包括扩大美国医疗保险的覆盖率、维护患者购买保险的权益、提高美国医疗对质量和预防性医疗的重视。该法案在各州实施过程中屡遭挫折，也是一个饱受争议的法案。

质量参差不齐，以及太多的人得不到他们需要的医疗服务。

我们首先应该把这个问题看作医疗服务供给危机，而不是在由谁支付费用的问题上争论，这样我们就可以从意想不到的地方找到新的解决方案。

医疗服务供给的逆向创新

逆向创新是指创新从非发达国家向发达国家传播的情况。10多年来，我们一直在研究这一现象，在过去5年中，我们又专门对逆向创新在医疗服务方面的应用进行了研究，具体可参考下文"有关我们的研究"。

有关我们的研究

5年前，为了探究部分印度医院为什么能够以超低的价格提供世界一流的医疗服务，我们启动了一个项目。我们认为这些医院的经验不仅可以供其他非发达国家参考，发达国家也一样可以参考，印度似乎已形成一种以价值为导向的医疗服务竞争形式。

在第一阶段的研究中，我们筛选了40多家正在尝试创新性商业模式的印度医院，然后通过对其创始人、管理者、医生、患者、技术人员和投资者进行实地访谈，选出了16家进行深入研究。我们调研了这些医院的收费、医疗效果、患者数量和财务数据。基于第一轮的调研，我们确定了7家"典范医院"，这些医院始终以超低的价格向所有人提供世界一流的医疗服务。我们在《哈佛商业评论》（*Harvard Business Review*）的博客上也多次介绍了他们的突破性商业模式，并在2013年11月的《哈佛商业评论》上以专题文章《提供可负担的世界一流医疗服务》（*Delivering World-Class Health Care，Affordably*）中做了介绍。这一系列工作将在本书的第一章中展现。

在第二阶段的研究中，我们探讨了把印度以价值为导向的逆向创新实践引进美国的可能性。我们遍寻与印度"典范医院"采取类似实践以提升医疗服务质量、降低花销、延伸可及性的美国医疗机构，发现即便是在普遍按项目付费的医疗环境中，也存在这样的例子。为了评价逆向创新的可能性与局限性，我们选出了其中 4 家医疗机构进行深入研究，每一家医疗机构都专攻当今美国医疗的一个核心问题。我们将这些研究发现做了总结，并将与 20 多位医疗改革人士和政策制定者交流所得的反馈一同呈现在本书第二章。

我们在印度和美国对医院 CEO、管理者、医生、患者、投资人和行业专家进行了超过 125 次的访谈。

什么是逆向创新？

全球的经济创新中心正在发生变化，经济传播模式也在发生变化。非发达国家不再只是借用发达国家的创新技术[9]，也为世界其他地方，包括发达国家贡献自己的创新成果。我们将这种从非发达地区向发达地区传播新理念与创新技术的形式称为逆向创新。

源自非发达国家的创新通常会让该内容价值最大化（如性价比），使产品可负担、易使用，同时保持高质量。尽管这些创新来自贫穷和条件匮乏的地区，但它们也可以很好地满足富裕地区人们的各种需要。

逆向创新可以有多种形式。大型跨国公司可以为非发达国家的消费者开发某种产品，然后将其销往本土，作为入门级产品或者用于为市场补缺。例如，通用电气公司曾在中国开发了一种价格极为低廉的便携式超声仪，后来该产品销往了多个国家，也包括美国。

或者来自新兴市场的企业可以开发符合非发达国家独特需求的产品，然后将这些产品销往发达国家。逆向创新也可以借知识传播间接发生。例如，美国的老牌公司或初创公司受到非发达国家商业模式和管理创新模式的启发，于是将这些模式引入美国，对行业产生颠覆性影响。

医疗服务的逆向创新仍然是一个新兴现象，这是"下一个实践"。随着美国和其他发达国家在下一个十年可能面临着靠大幅降低成本来实现价值最大化的挑战，逆向创新的重要性和意义将逐渐深化。

美国医院很少在美国本土之外经营，也没有任何一家医院在印度设有分支机构。因此，医疗健康领域的逆向创新必须通过知识传播间接产生，这要求美国医疗健康机构的管理者能有全球化思维，其他国家也同样。形成全球化思维需要以下几点：

- 对非发达国家的医疗健康创新保持好奇心。
- 愿意在非发达国家深度体验以获得创新知识。
- 能够修改和调整这些创新以适应自身国情。

我们在与通用电气公司的合作中，首次关注到了逆向创新。通用电气公司是一家跨国公司，他们把一款在中国开发的面向中国市场的便宜、便携、高质量的超声设备成功投放到美国市场。通用电气公司此举最开始只是对抗其他竞争对手的防御性举措，但这款产品不仅在新兴市场受到追捧，在美国也大受欢迎，尤其是那些离大型诊所或医院好几个小时车程的乡村和偏远地区。在要求便携性或空间受限的情形下，这种低成本的超声设备大有用武之地，如在事故现场和手术室。我们与通用电气公司首席执行官杰夫·伊梅尔特（Jeff Immelt）共同在《哈佛商业评论》上公开了我们的研究结果[10]。我们向其他跨国公司发出呼吁，希望他们以新角度看待新兴市场的创新机会。

随后，我们发现逆向创新已经在多家公司出现，包括哈曼国际、百事公司、宝洁、沃尔玛、雷诺和约翰迪尔。例如，德国高端汽车信息娱乐系统制造商哈曼国际设计了一个新系统，它可以在更便宜的中国制造的汽车上运行，同时也为全球汽车系统创造了一个新平台。约翰迪尔也曾专门为印度农民开发了一种更便捷、更低廉的拖拉机，这种拖拉机后来也获得了全球市场的青睐。宝洁公司为墨西哥创立了低成本的女性卫生品牌朵朵（Naturella），随后该商品在30多个国家的市场上架。法国跨国公司雷诺为东欧普通客户设计了一款低成本汽车——洛根，随后又通过丰富该车型的安全防护功能、款式和金属颜色等在发达国家市场销售。沃尔玛在南美洲设立了符合当地消费者需求的小规格门店，后又将这个理念带回美国。在《纽约时报》（*New York Times*）的畅销书《逆向创新：异乡创新，处处取胜》（*Reverse Innovation：Create Far From Home，Win Everywhere*）中，我们介绍了这些公司的发展历程[11]。

同时，我们的一篇关于逆向创新的学术论文，获得了两项大奖的最佳论文奖，由此在国际商业领域创立了新的研究方向[12]。最近，我们为《哈佛商业评论》撰写的一篇关于如何策划逆向创新的论文，获得了麦肯锡奖[13]。如今，逆向创新已经成为商业词汇的一部分，甚至其他领域的期刊也在关注。例如，《自然》（*Nature*）杂志的一篇文章指出："像印度南部的太阳能海水淡化装置这类技术，应设计成价格低廉且可以脱离电网的产品，因为全世界的淡水和其他资源都在逐渐稀缺，未来发达国家也可能会用到这类技术。"[14]

通过这一切，我们得到了一个重要启示：为资源匮乏的大型新兴市场而生的创新具有强大的潜力，可以改变甚至颠覆发达国家的商业模式。以非发达国家为定位的创新通常会让其价值最大化，也就是说，使产品可负担、易使用，同时保持高质量[15]。

更高的质量、更低的成本、更易得到的服务，这正是美国医疗服务供给体系的目标。

过去，现代医学和医疗科技的创新通常是从发达国家向非发达国家传播，医药产品、临床手术与操作、生物医药器械和医疗设备都遵循这个典型路径——由发达国家创造出来，在发展中国家应用和适应。但是，在医疗服务供给方面，美国的创新一直较少。我们看到了一个创新医疗服务供给的巨大机会，这将扭转传统的创新传播方向，以相反的路径从非发达国家向发达国家传播。

起源于印度等新兴市场的实践，真的能在发达国家发挥作用吗？

印度医疗服务的典范

为了验证我们的假设，5 年前我们开始对一些优秀的印度医院进行研究。为迪普治疗心脏病的纳拉亚纳医院就是这些优秀医院之一，2012 年，该医院已发展为拥有 5000 张床位的多专科三级医院。我们也研究了亚拉文眼科医院（Aravind Eye Care System），他们的白内障手术比世界上其他任何医院都多，且疗效非常好，并且整个手术只收取 100 美元[16]。在深入挖掘并调研了 40 家医院后，我们发现了几家以超低的价格提供世界一流医疗服务的医院（见表 1–1）。这些医院（共 7 家，我们称之为"典范医院"）覆盖了从产科护理到心脏直视手术的整个医疗服务领域，它们的医疗服务价格仅为美国价格的1%～12%（见表 1–2）。这 7 家医院都是私立医疗机构，除了两家是非营利性医院，其余都是营利性医院。

表 1–1　印度典范医院

医疗服务供给方	专业	创立时间	创始人是否为医生	法律状态
亚拉文眼科医院	眼科	1978	是	私立非营利性
爱心医院（Care Hospitals）	心脏科和其他三级科室	1997	是	私立营利性，2016 年被阿布拉杰集团收购
德干医院（Deccan Hospital）	肾脏科	2007	否	私立营利性
HCG 肿瘤医院（Health Care Global Oncology）	肿瘤科	1989	是	私立营利性，2016 年在印度上市
生命之春医院（LifeSpring Hospitals）	妇科	2005	否	私立营利性，由印度商业基金等机构资助
LV 普拉萨德眼科医院（LV Prasad Eye Institute）	眼科	1987	是	私立非营利性
纳拉亚纳医院	心脏科和其他三级科室	2001	是	私立营利性，2015 年在印度上市

表 1-2　印度和美国医疗服务的价格对比 [a]

医疗项目	印度价格 / 美元	美国价格 / 美元	印度价格占美国价格的百分比 / %
白内障手术（包括人工晶状体在内的总收费）			0.3 ~ 14
●免费或有补贴的患者	11.5 ~ 100（普通人工晶状体）	3542	
●付费患者（取决于人工晶状体种类）	500（优质人工晶状体）（亚拉文眼科医院）	（普通人工晶状体）	
冠状动脉搭桥术			1 ~ 3
●付费患者	2100（纳拉亚纳医院）	76000 ~ 342000（得克萨斯州）	
血管成形术（无植入物）			2 ~ 4
●有补贴的患者	615	28000 ~ 30000	
●付费患者	1154（纳拉亚纳医院）		
膝 / 髋关节置换术（包括进口植入物）			7 ~ 8
●付费患者	3255（爱心医院）	39300（髋），49000（膝）	
肿瘤治疗（全套放射治疗）			12
●三维适形放射治疗	1500	12500	
●放射外科（射波刀）	3800（HCG 肿瘤医院）	未知	
产科护理			1 ~ 3
●顺产（包括产前和产后护理）	120	8802（顺产和剖宫产的平均价格）	
●剖宫产（包括产前和产后护理）	300（生命之春医院）		
腹膜透析（每年费用，包含诊断、药品、住院）	8200（德干医院）	89000[b]（血液透析）	9

　　资料来源：根据印度医院提供的资料而作出的估计。以 1 美元兑换 65 印度卢比的汇率将印度卢比转换为美元。

　　a. 进行价格对比不太容易，本表主要显示了 2015—2016 年印度典范医院医疗价格和美国医院平均医疗价格之间的数量级差别。但美国医院的医疗价格差异很大，这取决于医院、保险公司、患者个人情况等。

　　b. 美国最普遍的治疗方式是血液透析，而不是腹膜透析。

　　如表 1-2 所示，爱心医院提供的膝关节和髋关节置换术价格为 3000 多美元，这个价格包括了进口植入物的费用。生命之春医院帮助孕妇顺产收费 120

美元，剖宫产收费 300 美元，包括产前和产后护理。HCG 肿瘤医院提供全套放射治疗的价格为 1500 美元；使用射波刀进行放射外科治疗的价格为 3800 美元。德干医院提供腹膜透析，每年花费 8200 美元，在美国进行血液透析治疗相同疾病则需要更高的费用，这也显示在表 1–2 中。尽管收取的是超低价格，印度医院的治疗效果也相当不错。与纳拉亚纳医院一样，这些医院都能够盈利——即使它们有许多患者连如此低廉的价格也支付不起。调研中最有收获的部分是与这些医院的创始人会面。他们大部分是在国外接受过培训的医生，希望将现代医学带给普通印度人。面对过程中的各种短缺和限制条件，他们逢山开路，遇水架桥，不懈地进行创新实践。他们穷尽了书本上提到的各种技巧和措施以提高医疗服务质量，降低成本，扩大中产阶级和年收入顶多几千美元的贫穷印度人的就医可及性。

关于提供优质的医疗服务，我们能从这些医院中得到什么启示吗？2013 年 11 月，我们在《哈佛商业评论》上发表了一篇开创性文章——《提供可负担的世界一流医疗服务》，文章表达了我们的初步想法。我们注意到，这些医院为了吸引富裕人群，必须注重质量，同时为了让穷困人群负担得起，又必须不懈地降低成本。通过这种方式，他们实现了极高的质量和超低的价格，他们将具有世界水平的医疗服务同时提供给了有钱人和普通人。

针对这篇文章的《哈佛商业评论》线上研讨会吸引了 1000 多名世界各地的听众，这篇文章的内容被一些报刊采用。我们还在《哈佛商业评论》线上网站发布了 15 篇文章，介绍了我们见到的各种有前景的逆向创新思路。我们还在《华盛顿邮报》（*The Washington Post*）、《波士顿环球报》（*The Boston Globe*）、《福布斯》（*Forbes*）、《连线》（*wired*）和其他刊物上撰写专栏文章，分享印度医疗典范的创新做法。现在，我们将所有逆向创新在医疗卫生领域的研究汇集于本书，希望印度的革命性创新能帮助其他地方改善医疗服务。

之所以写这本书，是因为我们相信这些印度典范医院在医疗领域具有很重要的借鉴意义。

本书所描述的医疗服务供给创新可以应用于每一个国家，不只是在印度

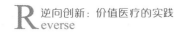

或美国。事实上，在美国、巴西、印度、新加坡、南非和泰国等国家的医疗专家参与的主要论坛上，我们已经介绍了对医疗服务逆向创新的研究，并获得了积极反馈。

当然，我们也遇到了质疑，即印度医院是否真正能做到我们所描述的"以超低的价格提供世界一流的医疗服务"，以及他们的做法能否在其他国家得到推广和应用。在本书的附录 A 中，我们列出了遇到的各种疑问，以及我们对每一个问题的回答。例如，当价格很低的时候，医疗服务质量真的还能很好吗？印度的医疗价格低，是因为其劳动力便宜吗？还是因为印度的医院不用像发达国家的领先医院那样需要投资教育和研究？还是因为印度监管松懈，没有医疗事故诉讼？如果你有这样的疑问，请阅读下文"印度？真的行吗？对将印度实践经验引进其他国家的质疑的回应"或者直接翻看本书附录 A。

印度？真的行吗？对将印度实践经验引进其他国家的质疑的回应

尽管价格超低，但印度的医疗服务质量很高，这是真的吗？

这些印度典范医院之所以成为典范是有原因的。这些医院的医生创始人都接受过高标准的培训，其中有 4 家医院的创始人分别在美国和英国接受过专业训练，提供优质的医疗服务是他们的使命。其中几所医院还获得了国际医疗卫生机构认证联合委员会附属机构（Joint Commission International，JCI）或印度国家医院和医疗保健供应商认证委员会（National Accreditation Board for Hospitals & Healthcare Providers，NABH）的认证。数据表明，这些医院的心脏直视手术、眼科手术、乳腺癌治疗、产科护理、终末期肾病的医疗结果与发达国家医院的医疗结果一样好，甚至更好（可参见附录 A 中的表 A–3）。

印度医疗服务价格低的主要原因是劳动力成本低吗？

令人惊讶的是，不是。印度的护士、医疗辅助服务人员和行政人员的工资确实非常低，仅为美国医院同类职工工资的 2%~5%，但是占印度医院工资成本一半的医疗专家就不一样了。心胸外科、肾病科、眼科和肿瘤专科医生的薪资为美国专科医生薪资水平的 20%~74%。事实上，我们发现，即使纳拉亚纳医院的所有医生和工作人员的薪酬都达到了美国水平，其心脏直视手术的费用仍然只有美国同类医院的 3%~12%（参见附录 A）。劳动力成本差异并没有我们想象的那么重要。而且，其他方面的投入成本，如进口耗材（支架、瓣膜和骨科植入物等）和高端设备（PET-CT 扫描仪、MRI 设备和回旋加速器），以及土地和资本融资成本，印度会明显高于美国。

印度医院是不是避免了用于教育和研究的开支？

不完全是。我们介绍的这 7 家印度医院中有 5 家在从事应用型研究，另外，作为教学医院，在此毕业的医疗专业人员比其他大部分印度医院都要多。他们还开展了临床创新，如心脏直视手术的"不停跳"技术、角膜切割的新方法、角膜移植的新方法和白内障手术的创新，以及治疗乳腺癌、头颈癌和咽喉癌等方面的创新。

如果没有制度层面的改变，美国医院真的能从印度式创新中获益吗？自下而上的变革真的能奏效吗？

绝对可以。印度的医疗监管确实比美国宽松。事实上，美国医院的确面临着许多系统性约束，如按服务项目收费报销、医疗事故诉讼、根深蒂固的工会、保险利益等。但体制确实也在改变，随着时间的推移，美国医疗法规也将会发生变化，以使那些能够降低成本、扩大覆盖面和提高质量的创新更易推进，这是市场和公众利益的共同呼吁。并不是印度所有的医疗创新都能够轻而易举地逆向传播，有些可能根本无法实现。但很多创新确实可以直接引进，或适应国情进行调整，而且有些创新一旦采用，将颠覆美国沉重的医疗体系。我们已经有所预感，并在本书的第二章介绍了美国已经在进行的几种印度式创新。

最重要的一点，尽管这些都是好问题，但这并不能说明印度的创新与发达国家无关。早些年也有人认为丰田在制造业的创新与发达国家不相干，这不是同一个道理吗[17]？医疗服务的逆向创新不是可选项，对我们来说，它犹如氧气，是必需的。

印度典范医院是如何为每一个人提供高质量的医疗服务，无论这个人富有、贫穷，还是几乎身无分文，同时又能盈利的？简单来说，是因为他们创造了以价值为导向的医疗服务文化，并将其进行组织和实践，这才实现了这一看似神奇的目标。

以价值为导向的医疗服务

以价值为导向的医疗服务在美国被认为是难以实现的，而在印度的这几家典范医院中却生机蓬勃，运行良好。

10多年来，建立以患者为中心、以价值为导向的医疗服务以解决美国医疗卫生危机，一直是医疗健康领域的学者热烈讨论的话题[18]。以迈克尔·波特（Michael Porter）、克莱·克里斯蒂森（Clay Christensen）、雷吉娜·赫茨林格（Regina Herzlinger）、唐纳德·伯威克（Donald Berwick）、保罗·法默（Paul Farmer）和吉姆·金（Jim Kim）为首的学者设想的医疗体系目标不是利润、体量、增长，甚至不是治疗干预，而是价值。例如，波特将价值定义为"每花费1美元所获得的健康结果"，他将基于价值的竞争描述为一个所有参与者，包括医疗服务提供方、保险公司、雇主、供应商和客户，都专注于为患者创造价值的体系[19]。患者选择与行业竞争被视为"激励医疗服务体系不断提升价值和重构医疗服务体系的强大力量"[20]。

这些学者希望以价值为导向的医疗服务能够取代美国当下流行的按服务项目收费的体系，后者更关注的是患者和手术医疗操作的数量，而不是价值或医疗效果。他们指出，当今主流的医疗服务体系是零和博弈，而不是所有参与者都能获益的正和博弈，在这种系统中，每个人都试图将成本转移给他人[21]。

而以价值为导向的医疗服务将迫使医疗服务提供方降低成本，提高治疗效果。

迈克尔·波特和伊丽莎白·泰斯伯格（Elizabeth Teisberg）阐述了以价值为导向的竞争的一些原则，包括以下几点：

1. 参与者应注重为患者创造价值，而不仅仅是降低费用。
2. 竞争应围绕疾病全周期的所有病症展开。
3. 高质量医疗服务的费用应该降低。
4. 价值应由医疗服务提供方在其经验、规模及针对疾病层面进行驱动。
5. 能够带来价值的创新应得到有力的奖励支持[22]。

波特之前就阐述了以价值为导向的医疗服务原则，他大力倡导整合服务单元，使不同专家在提供医疗服务时能做到服务的无缝衔接。他还倡导在主要操作流程上捆绑定价，而不是按服务项目收费[23]。

尽管美国在医疗改革方面做出了许多努力，其中包括医疗保险和医疗补助服务中心（the Centers for Medicare & Medicaid Services，CMS）在过去几年发起的改革，但在定义价值医疗的特征方面仍存在不足。以价值为导向的医疗服务是一剂令人惊叹的变革良方，波特和李将其描述为"一个全新的策略"，而价值医疗的应用"既不会呈线性增长，也不会太快"[24]。

事实上，在美国开展的自上而下的以价值为导向的竞争改革进展得很缓慢。我们已经看到了有关改革的一长串实践和逐步修正措施，比如安全规章、欺诈追踪、健康维护组织、医院整合、电子病历等。这些改革已经将医疗健康体系推向了正确的方向，但还没有完全聚集起动力，而且 2010 年的《平价医疗法案》（the Affordable Care Act）和 2015 年的《医疗保险准入及儿童健康保险计划再授权法案》（CHIP Reauthorization Act）中所包含的实践，直到 2018年也没有得到陪审团的认可。与此同时，人们对美国医疗健康体系的抱怨仍在继续，并且这些抱怨有充分的理由。

医疗机构以价值为导向的竞争已成为当务之急，实现这种竞争的途径是将自下而上和自上而下的改革相结合。在本书关注的自下而上的方法中，医疗服务的参与者、新进入者和初创公司可以通过以价值为导向的竞争原则来打破这个行业的固有模式。自下而上的变革不需要政府的宏伟计划，不需要各利益方达成一致意见，也不需要医疗系统中所有参与者之间的协调。它只需要具有创新模式的企业家和企业内部的创新者来为患者提供价值。我们已经看到它在其他行业发挥的作用。事实上，创新本应该是一件美国所擅长的事。

但是，这种自下而上的创新怎样才能与以价值为导向的竞争一致呢？人们应该去哪里寻找答案？支持以价值为导向的竞争的学者所设想的未来是这样的：根据病症来组织医疗服务，并由整合后的医疗机构提供服务。他们设想了精细的成本核算方式和捆绑支付系统，希望高成本资源集中在优秀的医疗中心，同时覆盖周围地区，为其提供医疗服务支持，还有专门为价值体系搭建的电子平台，并再次强调了预防应强于治疗的理念。

我们看到这一切发生在了印度。

我们看到的是以价值为导向的医疗服务：高质量、低费用、广覆盖，并且还能自主盈利。

我们已经看过了印度的医疗价格。正如我们在前文"印度？真的行吗？对将印度实践经验引进其他国家的质疑的回应"及本书附录 A 中介绍的，有几家医院获得了 JCI 的认证（这是一个独立的非营利性组织，其在美国认证了超过 21000 个医疗健康组织）或得到了印度同类机构 NABH 的认证。一些典范医院也会将国际医疗标准作为服务基准，亚拉文眼科医院的总体并发症发生率与英国国家医疗服务体系的并发症发生率差不多，甚至更低。而纳拉亚纳医院的冠状动脉搭桥手术的术后 30 天内死亡率为 1.4%，低于美国的 1.9%[25]。

印度的 7 家典范医院都致力于使获得医疗服务成为一项基本人权，他们共同坚定地为那些大部分没有保险的穷人和中产阶级提供高质量的医疗服务。使全民享有医疗服务是这些医生创始人的目标，而免费医疗往往是实现这个目标的唯一途径。这些典范医院的成功不是靠收取高昂的医疗费用，而是把成本降到最低。例如，自成立以来，亚拉文眼科医院已经为 250 万 ~ 300 万人，即 50% ~ 60% 的手术患者，提供了免费或有高额补贴的眼科手术。同样，免费或有补贴的医疗服务自开业起就占 LV 普拉萨德眼科医院病例的 50%。2016 年，免费医疗或有补贴的医疗服务占纳拉亚纳医院医疗服务的 51%，而 HCG 肿瘤医院的这一比例也有 20%[26]。

虽然这些医院以超低价格提供高质量的医疗服务，且愿意提供免费和有补贴的医疗服务，但这些印度医院依然是盈利的，且有 5 家医院已经从资本市场募集到了资金以助其发展。2015 年 12 月，印度纳拉亚纳医院首次公开募股就以 8.6 倍的数量超额完成认购[27]。该医院在印度融资 1 亿美元，到 2017 年其市值已超过 10 亿美元。同样，2015 年爱心医院被一家私募股权公司以约 3 亿美元的估值收购；2016 年，HCG 肿瘤医院上市，市场估值为 2.76 亿美元[28]。经过多年经营，亚拉文眼科医院获得了相当于收入 35% ~ 50% 的净盈余，值得一提的是，这已经足够支付其自 1976 年成立以来的所有免费医疗费用和资本扩张[29]。

我们把印度典范医院的管理创新视为当今美国医疗健康领域诸多问题的有力答案。我们发现，印度医院以价值为导向的竞争有五个核心原则，这将在接下来的内容中进行详细阐述，在下文"印度以价值为导向的医疗服务的五大核心原则"中也进行了简要介绍。它们有助于实现医疗领域自下而上的变革，因为它们并不依赖于监管环境的根本性变化。而且，即使医疗机构不能完全采用这个商业模式，也可以采用一部分。有采用总比完全不采用的好，但如果五个核心原则同时运用，那将真正把医疗机构的服务能力推向一个新的高峰。

印度以价值为导向的医疗服务的五大核心原则

印度医院如何实践以价值为导向的医疗服务？简单地说，他们已经破解了提供可负担的高质量医疗服务的密码。印度典范医院是一个多元化的群体，他们开展简单的手术，如白内障手术；也开展复杂的手术，如心脏直视手术。有些处理慢性病，如肾病和癌症；有些则进行一次性服务，如产科护理服务。这些典范医院的共同点就是其突破性的商业模式——他们的"秘密酱汁"，有以下五大核心原则：

- **驱动性使命——人人享有医疗服务权。**激励每一家典范医院的初心就是为所有人提供高质量及可负担的医疗服务，无论患者的支付能力如何。这些典范医院为此形成了一个了不起的策略：围绕富人以提高质量和增加利润为目标，围绕普通人以提高规模和降低成本为目标。由此促成了高质量、低成本的医疗服务提供方，并将相同的世界级先进医疗服务提供给所有人。

- **中心网络型配置。**这些典范医院以中心网络型（分级诊疗体系）的设计方式分配资产，最稀缺的专家和设备集中在中心，作为"专注工厂"承担高级复杂的医疗操作。而网络部分则通过通信连接到中心，它们是分流器或是承担较简单医疗操作的服务点。通过这种方式，典范医院能够在保障高质量医疗服务的同时保持低成本。

- **热衷于科技应用。**新兴的印度公司非常擅长利用科技。这些典范医院利用科技建立远程医疗网络，进行远程诊断和治疗，创建电子病历和医疗信息技术系统，跟踪和分析成本，并为患者提供居家服务（尤其对慢性病患者），并针对昂贵的进口设备和耗材开发出低成本的替代品。科技提高了患者的参与度、满意度及医疗质量。

- **任务转移和过程持续改进。**这些典范医院能让每个人都参与流程改进。他们创建手术操作方案，并通过任务转移来优化外科医生、内科医生、护士和其他医疗专业人员的角色（让他们的工作价值最大化）。当他们发现有需要改进、弥补的地方，就会创造出全新的工种，并促使患者及其家属自我服务。

- **超强的成本意识。**最后，这些典范医院在他们整个流程中推行节俭。他们避免不必要的浪费，省去不必要的流程，提供捆绑定价，积极控制固定成本和变动成本，控制资本性开支，培养医生树立医疗方案背后的成本意识。医院投资医疗的重要部分，做到够用但也不浪费，同时在非医疗部分节省开支。

　　这种商业模式的每一个原则都有助于医院实现以超低价格向所有人提供高质量医疗服务的目标，而每一个原则与其他原则一起应用时会发挥更大作用——就像汽车中有 5 个气缸同时点火时的协同效应。

　　我们认为这五大核心原则可适用于所有国家，包括发达国家，而不仅仅是印度。英国国家医疗服务体系（NHS）的负责人奈杰尔·克里斯普（Nigel Crisp）也认为非发达国家可以传递给发达国家有益的经验，他在自己的书《颠覆世界》（*Turning the World Upside down*）中解释了其中缘由[30]。《新英格兰医学杂志》（*New England Journal of Medicine*）旗下的 NEJM 医学前沿发表了一篇关于美国医院可以向印度私立心脏病医院学习的文章[31]。英国《柳叶刀》（*The Lancet*）杂志发表了题为"逆向创新能否催生更好的价值医疗？"的文章，其结论是"西方医疗卫生系统可以从中低收入国家的医疗服务机构那里学到很多东西，因为他们能够在有限资源和更具挑战性的条件下取得进步"[32]。

　　我们认为，现在是美国医疗服务改革者走出医院、演讲厅和会议室的时候了，他们应该好好看看像印度这些非发达国家，像亚拉文眼科医院、HCG 肿瘤医院、LV 普拉萨德眼科医院和纳拉亚纳医院这些医院中正在发生的事情。

印度经验在西方的实践

　　为了评估逆向创新能否真正影响美国医疗服务，我们进行了第二阶段的研究，寻找已经在采用印度式创新的美国医疗服务机构。我们发现这样的机构不在少数。在采访了业内专家、查看了很多文献后，我们选择了 4 家机构进行深入研究（见表 1-3）。这些机构中的每家医院都采用了印度典范医院的一项或多项原则以降低医疗费用、提高医疗服务质量或提升医疗可及性，有时是全部三项。我们将这些机构视为自下而上改变美国医疗服务的榜样。在本书的第二章，我们将详细探讨他们所取得的成就。还有很多美国医疗机构也在尝试

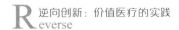

类似的创新（参见下文"以价值为导向的医疗服务实例"）。关于这4家机构，我们将在本书第二章进行深入讨论。

表1-3　美国的创新者

医疗服务方及其专业	解决的主要医疗服务问题	成立时间	创新领导者	法律状态
开曼群岛健康城（Health City Cayman Islands，HCCI）心脏病治疗和其他手术	不断攀升的医疗费用	2014年	德维·谢蒂（Devi Shetty）医生，机构主席兼CEO，纳拉亚纳医院创始人	私立，营利性
密西西比大学医学中心（University of Mississippi Medical Center，UMMC）多专业的三级诊疗	乡村地区医疗的可及性	1955年	克里斯蒂·亨德森（Kristi Henderson）博士，密西西比大学医学中心前远程医疗首席和创新官	州立，非营利性
阿森松（Ascension）医疗集团多专业的三级诊疗	无医保或低保障人群医疗的可及性	1999年	安东尼·R.特西尼（Anthony R.Tersigni）医生，机构总裁兼CEO；约翰·多伊尔（John Doyle），阿森松医疗集团执行副总裁	私立，非营利性
爱奥拉医疗（Iora Health）全科医疗和慢性病管理	医疗服务质量和过度住院问题	2011年	鲁希卡·费尔南多普勒（Rushika Fernandopulle）医生，机构创始人兼CEO	私立，营利性

以价值为导向的医疗服务实例

我们选择了4家美国创新机构在本书第二章进行介绍，他们分别运用了一个或多个印度典范医院的核心原则。但在智库和政策研究人员的推动下，许多其他开明的公司和初创公司也一直在以类似的方式进行创新。下面我们会做简单介绍，还会列举一些美国以外的例子。

开明的领跑者

在众多开明的公司中，位于美国西雅图市的弗吉尼亚梅森医疗中心（Virginia Mason Medical Center）是一家以价值为导向的医疗服务的创新者。

在加里·卡普兰（Gary Kaplan）博士的领导下，该中心在 21 世纪初率先开展了质量控制和"精益"实践。加里·卡普兰博士在日本丰田生产系统中找到了灵感[37]。

费城儿童医院（Children's Hospital of Philadelphia, CHOP）建立了中心网络型架构，将主要医院与 40 多个社区医院、基层全科医疗中心及专科护理中心联系起来。这样的配置诞生于 20 世纪 90 年代一个迫不得已的困境：医疗事故代价不断攀升，迫使宾夕法尼亚州各社区医院的产科和儿科关闭。费城儿童医院的专家接管了备受影响的医疗服务，他们提供临床咨询，安排直升机将患者运送到主院区，并在需要时租用床位[38]。类似的还有克利夫兰医学中心心血管研究所及其世界级专家与新泽西州的里奇伍德市（Ridgewood）、得克萨斯州的普莱诺市（Plano）等 11 家医院之间建立的网络系统[39]。

梅奥医学中心（Mayo Clinic）建立了提供全方位服务的"解决方案商店"，为成人心脏手术建立了"专注工厂"模式，该医学中心应用了与我们在印度观察到的相似的理念，比如制订治疗流程图、将患者群体细分、增加病床旁非医生工作人员的自主权。这大大减少了资源使用、缩短了病患住院时间、降低了临床效果的不确定性和医疗成本[40]。俄克拉何马州的外科中心经营了许多择期手术中心，并在官网上公开展示了其极具竞争力的捆绑价格。

许多美国医院正在使用远程通信来改善重症监护室（ICU）的运作。自 2007 年起，马萨诸塞大学纪念医学中心（UMass Memorial Medical Center）就将其成人 ICU 与远程 ICU 团队相连，后者使用先进的技术和工具监测患者并提示需要关注的病例。这样的 e-ICU 系统已经被证明可以缩短 ICU 停留时间，加快康复速度，将病死率降低 27%[41]。总部位于波士顿的管家医疗集团（Steward Health Care）也建立了跨医院的远程 ICU 系统。南达科他州苏福尔斯的阿维拉医疗公司（Avera Health）已经建立了一个区域远程医疗网络，该网络由遍布南达科他州、北达科他州、艾奥瓦州、内布拉斯加州和明尼苏达州的 300 个网点组成。该网络覆盖了 100 万人口，共用总部设在苏福尔斯的重症监护医生和急救医生团队，团队可向合作医院提供 24 小时 7 天无休的 e-ICU 和远程急救护理等服务。密苏里州圣路易斯市外的仁爱医疗系统（Mercy Health System）建立的网络医疗中心，为全国范围内不断壮大的合作联盟伙伴提供远程医疗支持，该系统专注于早期疾病诊断和慢性病患者监测[42]。

总部位于加利福尼亚州的健康关爱（CareMore Health）连锁诊所在其机构内创造了一种被称为延伸服务者的工种，他们负责为患有慢性病的老年患者做随访工作，这和爱奥拉医疗的健康教练所做的工作类似。明尼苏达州牙科诊所的口腔健康助理治疗师与阿拉斯加州偏远部落社区进行的任务转移创新也开展得很好[43]。对于那些离大学医疗中心很远的丙型肝炎患者，斯坦福医学院就雇用持照职业护士 ① 通过远程医疗为患者提供服务[44]。

在加拿大，肖尔代斯疝气医院利用其独特的疝修补技术，将一家位于多伦多的医院变成了印度亚拉文眼科医院式的"专注工厂"。在那里，效率高的外科医生每年要开展700多例疝气手术，而大部分普外科医生的疝气手术量为每年25～50例[45]。在芬兰，医学专家安西·米科拉（Anssi Mikola）发现，如果他在芬兰的私人诊所采用印度亚拉文眼科医院的白内障手术系统，可使手术效率翻至原来的2～3倍。接着他又将亚拉文眼科医院式的服务应用于芬兰的私人牙科诊所，从而使该诊所医疗服务价格下降了40%，同时帮诊所扩大了业务量[46]。

初创公司

许多初创公司也在应用印度式创新。总部位于纽约的三联护理医疗集团利用远程医疗让长期护理机构与各大医院的医生和专科医生建立联系。该系统让许多患者免除了去急诊室和医院的巨大压力及高昂的医疗费用[47]。许多科技公司的企业家也正在进军医疗科技创新领域。比如苹果公司前任首席执行官约翰·斯卡利（John Sculley），他正在医疗健康领域重塑自己，他认为医疗创新的时机已经成熟，就像计算机技术在苹果公司刚起步时一样[48]。而一些医

―――――――――
① 持照职业护士是美国初级注册护士，其必须在护师或医生的指导下开展工作。

疗服务提供方也在使用在线和移动应用程序开展心理健康治疗，其中一些机构提供以周为单位的会员制服务[49]。

几家门诊医疗服务创新公司正在增加其"网点"，以便满足大众家庭日常的医疗健康需求，而不是去医院急诊室接受费用昂贵的诊疗。这些"网点"包括各种紧急医疗中心和一分钟诊所（CVS连锁药店内无须预约式诊所），它可以在社区内提供快速、简单的医生问诊。而类似Zocdoc的应用程序可以使人们很容易地在网上预约医生。

在英国，来自南非的顶尖私立医院关爱互联医院采用了亚拉文眼科医院的移动手术室"流水线"方案，帮助英国国家医疗服务体系解决了白内障手术患者排队的问题，他们在效率和成本控制方面与印度典范医院类似。根据关爱互联医院首席执行官里查德·弗里德兰（Richard Friedland）博士的说法，关爱互联医院"仅用一个手术室和一名外科医生，一天就能做22台手术，而英国国家医疗服务体系一天做12台手术，还需要2个手术室和2名外科医生"[50]。

逆向创新的推动者

一些医疗机构虽然没有使用"逆向创新"这个词，但他们也在推动逆向创新。2014年，加拿大多伦多艾维商学院的艾维国际健康创新中心组织了一次关于医疗服务中逆向创新的会议。总部位于马萨诸塞州，由唐·伯威克（Don Berwick）创立的医疗健康改善研究所，为了实现更低价格、更高质量和更佳可及性这三重目标已经做了很多开创性工作，包括努力将非发达国家的创新经验带到美国，比如采用社区卫生工作者。2017年3月，美国一家致力于"将全球最佳医疗健康策略引进美国医疗服务欠完善地区"的组织与G2L①合作，主办了一场从全球到地方的医疗健康的论坛[51]。

与此同时，英国NHS前首席执行官、卫生部常任秘书奈杰尔·克里斯普多年来一直主张，英国和其他发达国家可以从非发达国家的医疗服务中吸取有

---

① 即Global to Local，一家专注于将国际上有效的医疗健康措施引进美国本土社区的机构。

益的经验[52]。

我们看到的越多，就越能感受到被我们称为"下一步实践"的印度创新，正在变成"眼前的实践"。我们觉得这是个好消息。

开曼群岛健康城：打破高成本

实现逆向创新最直接的途径可能是学习纳拉亚纳医院所采用的方式，纳拉亚纳医院在 2014 年建立的开曼群岛健康城有 104 张床位，距离迈阿密仅需一个小时的飞行时间。开曼群岛健康城离美国足够近，可以吸引美国人前去就医，但又没有美国的诸多烦琐规定。开曼群岛健康城采用在印度磨炼出来的节俭做法，为加勒比人和美国人提供世界先进水平的外科手术，且价格仅为美国的 25%～40%。到了 2017 年下半年，它取得的医疗成果令人赞叹，500 多台手术零病死率，而且获得了国际医疗卫生机构认证联合委员会附属机构的认证。同时，开曼群岛健康城也在与美国保险公司和自保雇主进行深度洽谈，目标是由开曼群岛健康城来提供三级医疗服务。如果洽谈取得成功，美国患者可以在免去共付费用和起付费用（美国健康保险中患者自付部分）的情况下获得医疗服务。患者（如有需要，还包括陪护在内）甚至可以获得 1～2 周内的免费交通和住宿。对于美国保险公司来说，使用开曼群岛健康城能节约更多成本。一个来此访问的美国医生团队对其留下了非常深刻的印象，该团队说："开曼群岛健康城可能是推动我们过于昂贵的美国医疗系统进行创新的颠覆者之一。"[33]

密西西比大学医学中心：完善乡村社区医疗的可及性

创新可以从非发达国家向发达国家传播的一个原因，是发达国家与非发达国家一样，也有陷入同样问题的地区或市场。我们在密西西比州发现了这种情况，该州的人均医生数量在美国是最少的，居民平均需开车 40 分钟才可以到达社区医院，需要几个小时才能到达该州唯一的医疗中心——密西西比大学医学中心（UMMC），医疗可及性的问题与印度乡村类似。这也促使密西西比州成为美国第一个实施 24 小时全天无休、拥有中心网络型医疗架构、配置远程医疗网络的州，网络将人员不足的社区医院与杰克逊市 UMMC 的专家联系起来。该举措开始于 2003 年，当时在 UMMC 创伤部门工作的克里斯蒂·亨德森博士首先使用基本的视频会议技术将医学中心与乡村医院联系起来，此后该举措继续发展，将 UMMC 的 35 个专科与全州 200 家乡村医院联系起来。与印度一样，中心网络型医疗架构增加了贫困乡村社区获得医疗服务的机会，同时降低了成本、改善了医疗质量和患者体验。这一举措甚至使正在失去患者和经济来源的社区医院获得了新生，也减轻了 UMMC 医疗资源的压力，使医疗专家能够把注意力集中在最需要他们的患者身上。最重要的是，它挽救了数以千计的生命。

6000 万美国人（约占美国总人口的 1/5）生活在乡村地区，他们都可以从密西西比州实施的克里斯蒂·亨德森式的中心网络型医疗架构中受益，没有必要重新开发新的模式。

阿森松医疗集团：完善无医保和保障不足人群的医疗服务可及性

阿森松医疗集团是美国最大的非营利性医疗系统，也是世界上最大的天主教医疗系统，它的宗旨是"服务于所有人，尤其是那些生活在贫困中和最无助的人。同时在美国提供富有同情心的、个性化的医疗服务，并引领医疗健康变革"[34]。近年来，这一宗旨意味着该集团需要找到一种方法，为那些没有医疗保险和医疗保险不足的美国人提供高质量的医疗服务。

阿森松医疗集团在这方面做得很成功，其使用的策略与印度医院相似，它以鼓舞人心的宗旨来设计突破性创新，以其他美国医院可能没有考虑到的方式降低医疗成本，提高服务质量。和印度典范医院一样，它根据经济情况分层次收取服务费，以服务有商业医疗保险的富人所获得的利润来医治未参保的穷人。为了降低成本、提高质量和实现全国化，阿森松医疗集团合并了几家独立的天主教医院，并采取一些措施以减少治疗过程中的不稳定性，规范了整个集团系统内的供应链，充分利用了批量采购的折扣，简化了供应链的程序。到2016 年，阿森松医疗集团每年在供应链成本一项上就能节省 10 亿美元，占总收入的 5%[35]。为鼓励逆向创新，阿森松医疗集团派出数十名核心员工，前往印度学习纳拉亚纳医院的做法。阿森松医疗集团也是开曼群岛健康城的共同投资者，这样也可以更好地了解到纳拉亚纳医院在医疗服务中实施的突破性创新。

爱奥拉医疗：提高质量

按项目付费的医疗体系存在的问题之一是医疗服务和物资的滥用。一些专家认为，美国有 25% ~ 40% 的医疗服务其实是不需要的[36]。这不仅浪费钱，过度医疗也会带来因并发症和感染风险增加而损害健康的问题。爱奥拉医疗的创始人鲁希卡·费尔南多普勒医生认为，美国医疗服务体系的问题更有可能在非发达国家找到答案。他从海地、印度和马来西亚等国的经验中得到启发，认为维持民众健康的关键在于关注全科医疗。因此，他在爱奥拉医疗中采用了一种任务转移的方法来提供服务，该方法的实行在很大程度上依赖于"健康教练"（health coach），即亲自指导患者健康生活的非医务人员。这些健康教练不仅比医生和护士的人力成本低，而且比大部分医生更善于沟通。费尔南多普勒定制了一套能使健康工作人员与患者进行完整、持续沟通的 IT 系统，又建立了按人头付费的支付体系以减少不必要的检查和医疗操作。费尔南多普勒的创新模式使医院的住院率下降了 40%，急诊就诊率下降了 30% ~ 40%，医疗总成本下降了 15% ~ 20%[53]。到了 2017 年，也就是爱奥拉医疗成立 6 年后，它在 11 座城市拥有 34 家分支机构，雇用了 400 人，并筹集了超过 1.25 亿美元的风险投资。

规模化、复制和改革医疗服务行业

这些例子表明，即使在现有的医疗监管环境下，印度式创新也能在美国发挥作用。UMMC的远程医疗模式已经在密西西比州各地区实现了多专业连接，也实现了医院、学校和患者家庭的共连。阿森松医疗集团已经证明，大型医院与医院系统通过改善其全国网络的规模和流程可以节省数亿美元，节省出的资源可以服务更多的无医疗保险和保障不足的患者。爱奥拉医疗已经将其全科医疗商业模式带到了美国8个州，其目标是在10年内服务100万～200万患者。作为这四家公司中最年轻的一家，开曼群岛健康城仍在扩大规模，美国大型公司或保险公司与其签约只是时间问题。这些案例表明美国医疗体系的三个核心问题——成本、质量和可及性，可以通过现有的医疗服务参与者与新进入者自下而上的创新，以可扩张、能盈利和可持续的方式解决。

我们乐观地认为其他医疗机构会复制这些策略。追求进步的、成熟的医疗服务机构，将会通过这样做而为未来的价值医疗做准备。即使价值医疗的实现会比预想的时间更长，这些机构仍然可以通过复制阿森松医疗集团和UMMC的策略收获良多。新进入者会接受颠覆性的商业模式，如爱奥拉医疗和开曼群岛健康城的商业模式，那些停止医疗浪费的机构也将得到巨大的回报。正如前文中已经指出的，许多西方医疗机构已经开始自下而上地改革医疗服务行业。

但现在宣布医疗改革胜利还为时过早。目前这种自下而上的试验还只是"嫩芽"。换言之，我们认为它们是来自未来的微弱信号。我们写这本书的目的是放大这些信号，以鼓励其他人展开创新。

我们期望在一个领域的创新能够引发其他领域产生连锁反应，因为医疗服务系统的参与者是相互依存的。监管机构或自保雇主可能迫使医院改革，而医院也可能说服供应商和保险公司改革。像爱奥拉医疗这样的初创公司可能会使那些老牌医疗机构警醒。而像开曼群岛健康城这样来自外国的参与者可能

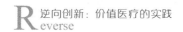
会颠覆本土医疗机构。随着时间的推移，这些变化在医疗系统内会产生瀑布式反应，直到现有医疗体系不可维持时，变化将达到一个转折点，美国医疗的转型将成为突如其来的现实。创新就是这样运作的——先逐渐发展，然后突然呈现。我们相信，在未来十年，医疗服务领域将显现出创新的活力。

未来来自远方

所谓"美国和其他发达国家之所以医疗服务成本这么高，是因为医疗服务质量太好"的说法，现在是时候打破了。从许多方面来看，发达国家的医院并不比这些印度典范医院做得好。虽然我们也知道美国的成本永远不会下降到印度的成本水平，但我们相信，这些在印度所观察到的创新手段可以帮助美国医疗成本下降 20%～30%，相当于每年节省 1 万亿美元。

不要指望华盛顿政府部门能对美国医改提供什么帮助。华盛顿政府的政策专家们一直错误地理解了这个问题，他们忙于争论如何给每个人支付医保。其实他们应该找到新的方法来控制飞涨的医疗费用，提高医疗服务质量。如果生产力和效率能够提高，美国将有足够的钱为每一个美国人提供医疗服务。

监管者、消费者、医院、雇主、供应商和保险公司都应该做好改革的准备。事实上，他们应该对此表示欢迎，正如我们在本书最后一节所描述的那样，他们每个人都可以发挥重要作用。

我们知道，印度的医院、医生和行政官员过去一直在向西方学习先进的医学知识和管理经验，但现在是西方开始向印度这样的国家学习医疗服务方面创新的时候了。

本书将如何呈现

因为医疗服务改革面临的挑战巨大，涉及面非常广，所以我们写了这本书。本书面向世界各地医疗机构的临床和非临床高级管理层、医疗保险公司，研发药物、器械和新治疗手段的《财富》500强企业、生物技术公司以及提供医疗诊断服务的公司。硅谷或其他地方正寻求打破传统医疗行业的中小企业和初创公司也能从书中得到启发。本书也应该会引起世界各地卫生政策制定者及从事医疗卫生研究的学者和顾问的极大兴趣。普通大众也会被本书内容吸引，因为书中所列的这些印度典范医院案例不仅引人入胜，具有启发性，还将是颠覆性的。我们希望这本书能帮助其他地方得到可进行深入持久、以患者为中心的医疗卫生改革所需的大众支持。

在接下来的两节中，我们将深入探究这些印度典范医院，并揭示这些机构运用价值医疗的五大核心原则获得巨大成效的具体做法。他们通过精简操作、标准化程序、机构重组、新科技应用、新方法试验、重视患者、履行使命，让创新的医疗服务得以实现。

印度典范医院采用的完整商业模式将在第二节中介绍，并在第三节中通过深入的个案研究（纳拉亚纳医院）进行说明。我们相信，这是一个以价值为导向的强大的医疗服务模型，也是带来社会利益和实际效果的引擎。

在本书的第二章"医疗服务的逆向创新：美国的4个新模范"中，我们将深入探讨印度式创新在美国医疗健康机构的应用。我们会举例说明这些机构正如何应用印度典范医院的原则，从而实现降低医疗费用、提高医疗质量和提升医疗可及性。我们把这些机构视为在美国进行自下而上创新性实践且以价值为导向的医疗服务的榜样。

在附录A中，我们对印度是否能够真正为美国的医疗服务改革提供经验的质疑进行了回应。在附录B中，我们给出了一个创新诊断工具包，以帮助医疗机构学习和应用印度式创新，并进行医疗机构改革。

再次强调，虽然我们希望这本书探讨的创新能改变美国和其他发达国家的医疗系统，但同样的突破模式可以而且也应该在发展中国家实施，因为这始于印度，并已有成功的记录。事实上，许多印度的医疗创新已经在其他发展中国家得到应用。例如，纳拉亚纳医院已经在肯尼亚内罗毕建立了一家多专科医院[54]。而另一家典范医院亚拉文眼科医院则在30个国家开展了社区眼科培

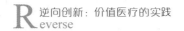

训，大部分是位于拉丁美洲和非洲的国家[55]。全球越来越多的创新者开始参与医疗服务改革。2016年，总部位于迪拜的营利性集团阿布拉杰收购了印度第五大私立医院集团——爱心医院，该医院开展心脏直视手术仅需3000美元。阿布拉杰计划将爱心医院的商业模式推广到非洲国家[56]。我们希望这本书能促进这种传播。

虽然本书聚焦于印度提供的医疗服务解决方案，但我们知道世界各国还有许多其他解决方案。希望这本书能帮助读者了解在其他国家哪些医疗解决方案起到了作用，同时可以设想一下，要想让这些解决方案在其他地方发挥作用，需要采取哪些措施。毕竟逆向创新是机会均等的。

接下来，先深入探究一下这些印度典范医院所实践的以价值为导向的医疗服务的核心原则。

第二节
印度典范医院的突破性商业模式
以价值为导向的竞争如何运作

　　这些印度典范医院的商业模式是建立在一套共同的原则基础上的，他们以"良性循环"的方式提供高质量、低成本、以患者为中心、易获得的价值医疗服务（见图 1–1）。在我们的心目中，最重要的因素是每个医疗机构的使命感，也就是向所有人提供高质量、可负担的医疗健康服务的宗旨，而不论患者的支付能力如何（原则 1）。医院将设施设备和关键人员按照中心网络型架构配置，将需要做复杂手术的患者送往中心机构救治，将大量要求简单手术操作的患者送往网点单位治疗①。医院通过规模经济降低医疗成本，同时那些在网点单位接受治疗的患者能得到更方便和更及时的医疗服务（原则 2）。这些医院还尽可能地利用科技（原则 3），并通过任务转移和流程创新（原则 4），在降低医疗成本的同时提高医疗服务质量。最后，他们超强的成本意识打破了原先被认为是最低医疗成本的底线（原则 5），从而使其减轻资源压力，可以将部分资源用来服务得不到充分医疗服务的人群，实现医疗机构的使命。

---

① 分级诊疗的模式。

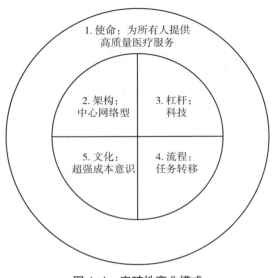

图 1-1　突破性商业模式

　　在探讨突破性商业模式之前，我们先来看看价值医疗在印度生根发芽的原因。

印度如何实现以价值为导向的医疗服务

　　乍一看，医疗服务领域的突破性创新不太可能发生在印度。毕竟，印度的许多健康指标一直都表现得很糟糕。2014 年印度的人均医疗卫生支出仅为 75 美元（见附录 A 中表 A–1），医生人数不到美国的 1/3，护士人数大约为美国的 1/6，婴儿死亡率约为美国的 7 倍，是中国的 4 倍以上。据估计有 6300 万印度人患有糖尿病，250 万印度人患有癌症，但他们中的大部分人永远都不会得到诊断，更不用说治疗了。同样，印度每年有 250 万人需要接受心脏手术，但其中只有不到 5% 的人能够真正得到治疗[1]。

　　但印度某些特有条件孕育了一种以价值为导向的竞争形式，在这种竞争中，有几个医疗机构找到了为所有寻求医疗服务的人提供高质量、低价格的医疗服务的关键。从下面 3 个令人沮丧的印度社会经济现状中，一些敢于创新的公司找到了机会，让以价值为导向的竞争在印度得以蓬勃发展。

现状 1：印度人口多、贫困、乡村化、居民基本没有保险、对价格敏感。 印度有 14 亿人口，其中 90% 是穷人，没有保险。虽然没有保险的印度人可以在公立医院得到免费医疗服务，但我们也要看到另一面，大部分印度公立医院的状态都是拥挤、人员不足、医疗质量低，以及腐败成风。患者的另一种选择是去私立医院治疗，但在一个年人均收入 2000 美元，需要自付 70% 的医疗费用的国家，选择私立医院对任何人来说都是昂贵的选择。听起来令人沮丧对吧？是的。但从机遇的角度来看，印度拥有一个巨大的、尚未开发的、对价格敏感的医疗健康消费者市场。有远见的企业可以在这里找到提供高质量、低价格的医疗服务的方法。

现状 2：印度必须解决医生和医疗设施严重短缺的问题。 按人均计算，印度的医生和医疗设施远远少于美国或是中国。例如，印度每 1 万人仅有 9 张病床，而美国有 30 张。印度执业医师人数还不到中国的一半（见附录 A 中表 A–1）。印度的神经外科患者往往要等一年的时间才能在公立医院排到床位[2]。但从机遇的角度来看，如何最有效地利用该国有限医疗资源进行创新，印度人对此很有经验，这些经验有力地提高了医疗专家和医疗设施的效率，也增加了患者获得医疗服务的可及性。

现状 3：印度医疗行业是一个比较开放的行业。 在美国进行医疗创新会面临很多障碍，比如政府法规、按项目收费报销模式、强大的保险和医药游说团体、工会、医生间的保护主义文化、防止新入者与市场既得利益者竞争所设的各种认证法规，以及医疗事故诉讼的持续威胁。印度医疗行业相对没有这么多监管限制。它的运作与其他行业一样：消费者为他们的消费买单，追求物有所值，而医疗服务提供方则与竞争对手展开业务争夺。从机遇的角度来看，以价值为导向的竞争在印度这样的医疗卫生环境能够获得蓬勃发展。

贫困是强大的驱动力，它产生了创造价值的巨大压力。本书中提及的印度典范医院在运营过程中的每一个方面都追求创新，这种决心在医疗资源丰富、第三方报销普遍的发达国家是难以想象的。事实上，正是印度这种让人痛彻心扉的贫困促使这些印度典范医院的创始人最先开始大胆尝试。读者会注意到，这些创始人都是医学博士，他们在印度长大，但在发达国家接受教育培训，他们希望将现代医学带给广大印度民众。我们称他们为医生企业家，因为他们既是医生，也是企业家，有的还是慈善家（读者可以阅读下文"印度的医生企业家"以了解我们研究对象的简要概况）。他们的目标不是通过医疗赚钱，而是让更多人能够享受到医疗服务。获取利润可以让这个目标得以实现，但利润本身并不是最终目标。

印度的医生企业家

德维·谢蒂医生是一位非常了不起的人，他崇高的道德目标使纳拉亚纳医院走在了以价值为导向的医疗服务的前沿。我们将在下一节对他进行深入介绍。

戈文达帕·文卡塔斯瓦米（Govindappa Venkataswamy）医生，也被称为 V 医生，他于 1976 年刚好 58 岁时从眼科医生岗位光荣退休，之后他创立了非营利性亚拉文眼科医院。受到印度哲学家和诗人斯里·奥罗宾多（Sri Aurobindo）的启发，V 医生致力于服务贫困和未受过教育的人群，在这些人中每年有 400 万例白内障疾病相关性失明。他想，为什么白内障手术不能像麦当劳做汉堡那样，以同样的成本、速度和一致性开展？如果能做到的话，他认为人类可以从这个世界上根除那些能避免的失明。亚拉文眼科医院从 V 医生在家中设立的 11 张床位起步，现在已逐渐发展为世界上最大的眼科医院——每天进行超过 1000 例眼科手术的医院，其中超过一半的患者只支付很少的费用或不用支付任何费用[3]。2013 年，亚拉文眼科医院平均每例白内障患者的手术费用为 50 美元，且其在质量指标方面还优于英国国家医疗服务体系（见附录 A 中表 A-2）。与其他印度医院相比，亚拉文眼科医院的效率很高，一位付费患者创造的利润可以为两位贫困患者提供免费医疗或补贴医疗。亚拉文眼科医院的成功激励了数十家来自发展中国家的眼科医院。2016—2017 财年，亚拉文眼科医院已拥有 5 家三级医院、6 家二级医院和 62 家初级医疗中心。同一财政年度，它为 410 万名门诊患者提供了医疗服务，进行了 46.3 万台挽救视力的手术[4]。

古拉帕利·N. 拉奥（Gullapalli N. Rao）医生的发展道路与 V 医生非常相似。事实上，他的家人和 V 医生住在金奈的同一个街区，当古拉帕利医生还是小孩子的时候，他就经常在路上碰到 V 医生。古拉帕利医生在美国塔夫茨大学和罗切斯特大学接受了 12 年的教育和临床培训后，他和妻子回到了印度（海得拉巴），并在 1987 年成立了非营利性 LV 普拉萨德眼科医院。他们的宗旨是为所有人提供最好的眼科医疗。该医院以五层金字塔为组织架构，最底层是受过训练的"视力守护者"，他们挨家挨户地为群众服务。而金字塔的最顶层是 4 家治疗复杂眼科疾病的专科医院。在整个体系中，有一半的患者能接受免费治疗。为了表彰古拉帕利医生在改善眼科医疗服务方面的贡献，他于 2017 年入选了美国白内障和屈光手术学会成立的眼科名人堂。

B. S. 阿贾库马尔（B.S. Ajaikumar）医生是一位肿瘤学家，他在印度公立肿瘤医院阴冷的走廊里找到了自己的使命。阿贾库马尔在印度班加罗尔市的圣约翰医学院完成医学学业后，又在弗吉尼亚大学附属医院完成了肿瘤学的住院医师培训，并在著名的得克萨斯大学安德森癌症中心完成了放射和肿瘤内科的专培训练。还在美国执业的时候，阿贾库马尔就在印度迈索尔创办了一家非营利性肿瘤医院，并与一群肿瘤学家一起创办了班加罗尔肿瘤研究所（Bangalore Institute of Oncology，BIO）。这些早期的经历让阿贾库马尔医生明白群众的医疗需求是巨大的，而那些可获得的、可负担的和高质量的治疗才是普通人真正需要的。就在那时，他创办了一家营利性机构——HCG 肿瘤医院，为有需要的人提供以价值为导向的先进肿瘤医疗服务。到 2017 年，HCG 肿瘤医院已经成为亚洲最大的癌症治疗中心，其在印度各地拥有 20 个综合性癌症治疗中心和 3 家多专科医院。HCG 肿瘤医院因运用科技实现个性化医疗方案，并提供低收入人群负担得起的肿瘤治疗而闻名，低收入人群占该医院总患者人数的 20% 以上。2016 年，HCG 肿瘤医院在印度证券市场成功上市。

B. 索玛·拉朱（B. Soma Raju）医生是一位直言不讳的心脏科医生，他在 1997 年就提出印度的官僚主义医疗系统是失败的[5]。后来，他建立了一家私立营利性医疗系统——爱心医院。之所以用爱心命名，是因为创始人认为给所有人提供可负担的现代医疗服务是其坚定不移的使命。随着该医疗系统发展到 6 个城市，拥有 14 家医院，爱心医院已成为印度领先的心脏治疗中心之一。B. 索玛·拉朱医生还率先开发了低成本的心脏支架和其他医疗设备，其成本相当于进口同类产品的 10%。与其他印度典范医院一样，爱心医院为每一种择期手术制订了详细的方案，并根据实践效果持续不断更新。这使该医院的一些临床项目治疗效果大大优于美国平均水平，比如血管成形术。与纳拉亚纳医院和亚拉文眼科医院一样，爱心医院的企业文化中也融入了创始人希望医疗服务能够惠及所有人的使命感和责任感。2016 年，爱心医院有 25% 的患者以刚够支付医疗成本或更低的价格支付他们的医疗费。同年，迪拜阿布拉杰集团收购了爱心医院，希望将爱心医院的模式推广到其他非发达国家，特别是非洲国家[6]。

现在让我们更进一步了解一下印度典范医院医疗服务突破性商业模式的五项原则。

原则 1：激励人心的宗旨——为所有人提供高质量的 医疗服务

这些印度典范医院最显著的共同点就是他们都有一个激励人心的共同宗旨——无论贫富，无论支付能力如何，所有人都应该获得高质量的医疗服务。在大部分情况下，这意味着要向那些连极低医疗费用都不能负担的人提供免费医疗服务。

亚拉文眼科医院的宗旨是"根除可以避免的失明"。LV 普拉萨德眼科医院的目标是"为所有人创造卓越而平等的眼科治疗体系"。生命之春医院作为一家服务城市低收入家庭的妇产医院，它的宗旨是"提供容易获得的有尊严的妇产医疗服务"。HCG 肿瘤医院的目标是成为"南亚肿瘤治疗领域的领导者，通过借鉴全球创新举措，让高质量的肿瘤医疗服务触手可及"。这些医院都有类似的宗旨，并强调了质量、可负担性和可及性这三重使命。

这些宗旨让这些印度典范医院（虽然是营利性机构）看起来与许多非政府慈善组织类似，但他们还有另一项不同的目标：他们要在经济上实现自给自足。这意味着，在向所有人提供高质量的医疗服务，同时向很多人提供免费医疗服务之后，他们必须保持财务平衡。这些典范医院知道慈善是不可能无限发展的，为了维持医院的运作，他们必须比其他医院更有效率，更有生产力，这样才能用付费患者带来的利润补贴免费患者的医疗费用。因此，典范医院必须在提升医疗服务质量的同时降低成本。简言之，他们必须踏出一条前人没有走过的创新之路。我们认为这些典范医院现在已经取得了突破性创新，他们的宗旨激励了组织中的每个人，包括最基层的成员。大家都明白，节省下来的每一分钱都是可以用来帮助一位贫困患者的钱。每家典范医院的创始人都既有社会责任心，又有商业头脑，而这些是医生企业家的关键素质。

要把宗旨转化为行动，这些医院要做三件事。首先，他们要把这种对医疗的需要转化成实际的市场需求。其次，他们的服务对象必须是所有人，每一个人都是服务对象，无论贫富，然后通过服务这些不同的对象来实现协同效应，从而获利。最后，他们必须将利润用于实现他们的目标。让我们依次看看这三件必要的事。

把对医疗的需要转化成实际的市场需求。要实现这个目标比想象中困难。这些医院希望服务的许多贫困患者都生活在印度偏远地区，医院首先要找到他们，然后使他们了解自己的身体状况，最后让他们知道在他们身边就能获得医疗健康解决方案。这些医院知道，即便"免费就医"，但交通费用和就医期间的收入损失这些非医疗开支往往会影响贫困患者到城市就诊的意愿。因此，当这些患者需要治疗时，这些医院的医护人员也会走向村庄，帮助患者就医。例如，亚拉文眼科医院每年要设立 2000 个乡村"眼科营地"，除了为贫困患者提供免费的手术、食宿、药物和随访，他们还为贫困患者提供到专科门诊和医院的免费交通。

这些医院的外延服务旨在疾病的预防和早期发现。HCG 肿瘤医院成立于 1989 年，是印度第一家私立营利性肿瘤医院，到 2017 年该医院已成为南亚最大的肿瘤医疗健康服务中心。因为吸烟是导致癌症的主要原因，所以 HCG 肿瘤医院根据心理疗法和营养学原则设计了一些方案，鼓励人们戒烟。

随着医疗需求的增长，医院需要扩大服务供给量，这意味着医院要长期面临医生、护士、设备、空间和运营资金短缺的问题。这些医院通过各种策略来解决这些问题：他们投入巨资培训医生、护士和辅助医疗人员，甚至自己生产关键用品，比如医疗器械、人工晶状体、仪器或药品。

每一个人都是服务对象，无论贫富。为了让商业模式发挥作用，这些医院需要接收富有的患者，即那些愿意按照市场价格支付医疗费用的患者及愿意为私人房间、空调和电视等高级便利设施支付费用的患者。这些患者希望得到真正的高质量的医疗服务，而他们支付的医疗费用可以用来补贴贫困患者。

这听起来像是现代版本的"劫富济贫"，但事实并非如此。即便是付费患者，这些医院收取的费用也比其他印度私立医院低 20%～40%，部分原因在于这些设施并非专门为富人服务的。

这样的设计安排是一个共赢的局面，因为每一个人都能获得付费患者所要求的同等高质量医疗服务。同时，这些医院为低收入人群服务的使命迫使他们大幅降低自己的成本。而收治低收入人群增加了医疗服务数量，这又会提升包括付费患者在内的所有人的医疗服务质量。这是一个完美的匹配：高收入人群和低收入人群为彼此创造价值，医院实现了高质量、低价格的目标。

将利润用于实现最终目标。表面上看服务低收入人群与创造利益的双重目标是不相容的。毕竟，医院收治的贫困患者越多，医院损失的钱就越多。而这些印度医院既能服务低收入人群又能盈利是出于以下 3 个原因。

首先，免费或补贴医疗实际上有助于盈利。当一家医院面向所有患者服务，无论其是否有钱，医院都必须大幅度降低成本来为低收入人群服务，除此之外没有其他经济上可行的办法。换言之，服务低收入人群推动了医院进行成本创新。事实上，这些典范医院的单位成本远低于那些所谓的利润最大化的医院。其次，如果没有收治贫困患者，医院就不会有大量患者，而大量患者可以使医院资源最大化利用，比如设备使用率和外科医生的时间。这种优化将单位固定成本降至远低于其他医院的水平。最后，收治贫困患者给医院带来了巨大压力，因此需要减少变动成本。医院会设法以不增加固定成本的方式为贫困患者服务，比如让设备和医生更高效地工作，这样就可以在其他医院处理一个付费患者的时间内处理两个患者。但即便这样做了，医院仍然要面对医治贫困患者所带来的变动成本，所以这些典范医院执着于创新，努力将变动成本降低到那些仅为高收入人群服务的医院永远也无法达到的水平。

简而言之，典范医院服务低收入人群的宗旨迫使他们进行创新，实现超低成本，这样可以同时从付费患者身上得到更大的利润空间，让医院有能力服务于更多的贫困患者。服务宗旨驱动了这些医院，而所获利润又能帮助其实现目标。利润也意味着医院不需要依靠来源不稳定的资金支持来平衡他们的财务报表，比如政府补贴、慈善捐款或银行贷款等。

当然，要获得好结果，需要的不仅是一个崇高的目标，还需要严格的执行和不断的实践。正如后面4个原则所证明的那样，这正是印度典范医院的优势所在。

原则2：以中心网络型架构配置资源

随着时间的推移，我们研究的每一家医院都发展为中心网络型架构①。这种架构能帮助医院接触到印度医疗欠发达地区的患者，这些患者大部分居住在远离大城市的乡村。这种结构也能把所有患者引流到相应级别的医疗机构。一般情况下，该架构是先在密集的城市中心建立中心医院，那里汇集了最稀缺的医疗人才，配置有昂贵精密的设备。然后，在周边的村庄和城镇一个接一个地

---

① 分级诊疗体系。

设置网点机构。这些网点招募了更广泛的人才，配备了较便宜的设备，用来治疗病情不太严重或不太紧急的患者，若有需要，网点可以把患者转诊到更高诊断水平和治疗水平的中心医院。与美国城市医院的郊区"前哨站"不同，这些印度医院的网点机构并不是试图解决患者所有问题的微型中心医院。他们仅仅是门户，主要专注于诊断、常规治疗和随访。

HCG 肿瘤医院在主要城市有 3 个中心医院，包括班加罗尔的一个研究中心，有 20 个由中心医院支持的网点医院。中心医院可提供放射治疗，有肿瘤内科和肿瘤外科，而大部分网点机构只提供放疗和化疗，不进行手术。类似地，LV 普拉萨德眼科医院的五层"金字塔"结构，自下而上分别为村庄、小城镇和大城市，最上端是位于海得拉巴的总医院（详细情况可阅读下文"LV 普拉萨德眼科医院的五层金字塔"）。

LV 普拉萨德眼科医院的五层金字塔

LV 普拉萨德眼科医院的创始人发现 90% 的盲人生活在发展中国家，并且 75% 的失明是可以避免的，因此他创立了 LV 普拉萨德眼科医院。该医院建立了一个由不同技能级别工作人员组成的独特的五层金字塔人员结构，为不同规模的人群提供不同内容的医疗服务。LV 普拉萨德眼科医院在印度 3600 个城镇和村庄中配置了不同层级的机构。位于金字塔底层的初级眼保健中心负责诊断疾病，治疗简单病症，将紧急患者转诊到金字塔的更高层。截至 2018 年 1 月，该医院底层初级机构有 168 个，二级医疗中心有 26 个，三级医疗中心有 3 个，最上层的是位于海得拉巴的研究中心[7]。我们来看看这样的体系是如何运作的。

LV 普拉萨德眼科医院金字塔最底层的员工都是当地人，被称为"视力守护者"，他们要么是志愿者，要么只拿微薄的工资。这些人仅接受了 2 周的培训，主要培训内容是眼科服务，也包括一般的健康筛查。他们负责提高社区居民的健康意识，对各种眼部疾病、糖尿病和高血压进行筛查。一些主要医疗中心的视力守护者小组骨干需要负责5000人的社区区域[8]。

LV普拉萨德眼科医院的第二层是168个视力中心（初级机构），这些视力中心由眼视力技术员管理。这些眼视力技术员通常是由高中毕业生经过1年的眼科培训后担任。眼视力技术员负责验光、诊断和转诊，他们需要负责5万人的社区区域。

金字塔的第三层由27个二级医疗中心组成，其中有9个由合作机构管理。每个二级医疗中心都与10个视力中心建立联系，中心配备有20多名医务人员和技术员，接收下级机构转诊的患者，必要时也会将患者转诊到更高级别的机构。二级医疗中心需要负责50万人的区域，工作内容包括诊断眼科疾病，开展白内障、原发性青光眼、角膜撕裂手术，以及一些非致盲性眼部疾病手术。

LV普拉萨德眼科医院金字塔的顶端有两层，仅负责处理最复杂的病例。其中一层由3个LV普拉萨德眼科医院三级医疗中心组成，每个中心都位于大城市，服务人口约为500万。另一层位于金字塔的顶端，是LV普拉萨德眼科医院的研究中心，位于海得拉巴，为5000万人口服务。这些顶层机构会提供三级医疗培训和所有眼部疾病培训，他们还提供眼库服务，开展医学研究，并积极宣传眼科医疗政策。

LV普拉萨德眼科医院与其他典范医院一样，受强烈的目标意识驱动，由分层的金字塔模型赋能，以中心网络型架构运转。自古拉帕利医生从1987年创立该医院至2018年年初，这个非营利性组织已经为超过2400万人提供了医疗服务，其中超过50%的医疗服务是免费的[9]。

中心网络型架构配置之所以被每个典范医院采用，是因为它确实有效。这个配置能让这些医院获得大量患者，这样大的患者量会使医院医疗成本降低，而医疗服务质量会有所提高。我们看看他们是如何做到的。

中心网络型架构配置与成本

中心网络型架构通过下面3个方面降低成本。

● 集中了昂贵的设备。印度典范医院只在其中心医院配置昂贵的设备，避免在网点医院重复配置。例如，HCG 肿瘤医院的 3 个中心拥有如 PET–CT、回旋加速器、CT 扫描仪和最高端的 MRI 等高级设备，而其网点医院则配置直线加速器、超声设备、X 射线机和基础配置的 MRI（有的网点没有）。作为顶层研究中心，HCG 肿瘤医院的班加罗尔分院拥有 HCG 肿瘤医院在其他中心都无法重复配置的设备，比如价值 800 万美元的射波刀（一种超精确、无创、机器人放射手术系统）。同样地，LV 普拉萨德眼科医院的乡村视力中心只有简单的眼科仪器，但其二级医疗中心配备了简单的白内障手术设备，其顶层医院则配置了能开展角膜移植手术的最先进设备。

● 集中了稀缺的专家。医学专家的配置方式也是中心网络型架构，HCG 肿瘤医院的大部分癌症专家都集中在 HCG 肿瘤医院的中心医院，而普通医生则配置在网点医疗机构。肿瘤学家、肿瘤病理学家和医学物理师这些在印度属于尖端或紧缺专业的专家，都集中在班加罗尔的顶层研究中心。他们与中心医院的医生会诊并确定患者的治疗方案，之后由下级医疗机构的医生给患者提供化疗或放疗，这最大限度地降低了成本，也减少了患者就医的不便。肿瘤患者往往承受着严重的心理压力，网点医院对此开发了肿瘤健康项目，帮助患者减轻压力，使其能更好地应对化疗和放疗。这些课程将压力管理方面的最新理念与瑜伽相结合，其中包括瑜伽姿势、呼吸和冥想技巧。这些课程不仅能让人放松身心，树立个人对抗癌症的信心，还能通过练习呼吸技巧提高肺活量。

● 中心网络型架构配置变成了集约化工厂。在 2016—2017 财年，亚拉文眼科医院的底层网点机构——移动"眼科营地"服务了 460 万门诊患者，其中心医院开展了 46.3 万例眼科手术，亚拉文眼科医院因此成为全球最大的眼科医疗服务系统[10]。如此庞大的诊疗数量使亚拉文眼科医院的中心医院成了专注复杂手术的工厂，而网点医疗机构成了进行简单手术的工厂，实现了规模经济和单位成本的降低[11]。随着收治患者数量的增加，医生、设备和设施的使用更密集、效率更高，这会带来成本下降。例如，亚拉文眼科医院中心的医生平均每年开展 1000～1400 例眼科手术，而美国医生平均每年开展 400 例左右。在亚拉文眼科医院，占其总手术量 70% 的白内障手术通常在上午就开始进行，医生上午 8:00 开台，通常在下午 1:00 之前就能完成 20～25 台手术[12]。印度这些医院的医疗设施也会同样高效率地应用。美国先进医院在工作日可能只有 1 个班次使用手术室，并且周末仅在紧急情况时使用，但印度医院每周 7 天手术室都会轮班 2 次。同样，美国医院每天有 5 人做 PET-CT 检查，而 HCG 肿瘤医院每天有 15～20 人做 PET-CT 检查。正如 HCG 肿瘤医院创始人 B. S. 阿贾库马尔医生所说："你需要让设备出出汗。"[13]他们的 MRI 设备日夜运行，并对夜间检查的患者收取较低的价格，以吸引患者于夜间检查，避免机器闲置。庞大的患者数量使这些医院的医疗设备成本被快速分摊。

中心网络型架构配置与医疗质量

中心网络型架构配置能够从 3 个方面帮助医院提高医疗质量。

● 促进医生学习和提升技能。研究表明，专业化和手术操作量能显著提升外科医生的水平[14]。更多的临床实践确实能让医生做到完美或至少接近完美，而专业化则能减少手术失误。例如，尽管亚拉文眼科医院中心医院的医生以极快的速度进行白内障手术，但其手术并发症却比英国 NHS 的医院要少。患者数量大、疾病种类多等因素更能吸引医疗人才。因为医生知道，在这样的平台他们可以更快地提升自己的专业技能。我们研究过的所有教学型医院都从自己培养的学生中招聘了很多医生，而这些新鲜血液的加入反过来又有助于提升医疗服务质量。

● 促进形成系统性标准操作方案。大量集中的同类医疗决策促进中心医院制订标准治疗方案，并通过以循证为基础的反馈不断更新，减少医疗错误。爱心医院就是一个很好的例子，该医院首席执行官克里希纳·雷迪（Krishna Reddy）医生认为，任何可以提前安排的医疗操作，包括像冠状动脉搭桥术这样复杂的手术，都可以将标准化的程序和方案作为操作指南。例如，爱心医院根据一系列标准（包括年龄、体重、病史和生活方式）将所有血管成形术患者划分为三个风险等级，然后根据每个风险等级对应的方案治疗每例患者，他们取得的成果是令人惊叹的。研究显示，全世界每 200 个血管成形术患者中就有 1 个在治疗后又需要紧急手术，这些需要紧急手术的患者中有一半的人可能会死在手术台上，但在爱心医院，每 2 万个血管成形术患者中只有 1 个需要再次紧急手术，手术死亡率为两万分之一[15]。

● 鼓励超专业化。随着收治患者数量的增加，中心医院的医生有机会治疗许多不常见，甚至罕见的病例，这些病例足以让他们成长为该领域内世界级水平的医生。例如，纳拉亚纳医院有一个小儿心脏直视手术研究中心，吸引了来自印度、孟加拉国等亚洲地区和非洲地区的贫困患者。2016 年，其小儿心脏 ICU 拥有 80 张床位，这是世界上规模最大的小儿心脏 ICU。类似地，HCG 肿瘤医院在治疗乳腺癌、颈癌和喉癌方面拥有深厚的行业影响力，而 LV 普拉萨德眼科医院在眼角膜移植方面是世界一流的。

印度典范医院已经建立了高效的中心网络型架构，而美国医疗服务系统则建立了太多的中枢。美国医院投资了重复的设备，甚至在郊区机构中也能见到全方位的服务，这些地方的投资很难被证明是合理的。即使美国在某些专科领域，如心脏科、肾脏科和肿瘤科，比印度有更高的患者数量，但很多医院的治疗效率也很低下。例如，《美国医学会杂志》（*Journal of the American Medical Association*）发表的一篇文章表明，在美国各地医院有超过 50 万美国人接受了心脏直视手术，而印度只有 10 万例，但这些手术都相对集中[16]。作为顶级医院，克利夫兰医学中心和梅奥医学中心每年开展的心脏直视手术远远少于纳拉亚纳医院，后者仅在 2016 年就进行了 1.47 万例心脏手术。类似地，亚拉文眼科医院在 2016—2017 财年服务了 460 万门诊患者，进行了近 50 万例手术，远超任何一家美国眼科医院。当美国医院进行合并时，往往不是为了让运营合理化或降低成本，而是为了获得公众的品牌认可或将其作为与保险公司讨价还价的筹码。

原则3：注重发挥科技效能

这些印度典范医院运用科技扩大他们的服务范围，降低服务成本，提升医疗服务质量。他们利用科技为中心医院和网点机构提供远程医疗服务，为慢性病患者的居家医疗提供便利，降低关键耗材和设备的成本，在医疗机构间建立信息系统和电子病历系统，而这一切通常不存在传统投资或实践带来的阻碍。在这个过程中，他们充分利用了印度在节约成本上的创新与软件开发方面的实力。让我们看看他们具体是如何操作的。

推进远程医疗服务。HCG肿瘤医院已经在其中心网络型架构上建立了远程医疗网络，中心医院的医生能够为网点医疗机构的患者提供更高效、更经济的医疗服务。中心的专家可以远程阅读医疗影像并制订放射治疗计划。除非需要昂贵的设备、复杂的检测或与权威专家当面会诊，患者在离家很近的地方也能得到医疗服务。远程医疗降低了患者非医疗花费（比如误工期间的工资损失、交通费用和食宿费用），而往往是这些非医疗费用阻碍了贫困患者寻求医疗服务，即便是"免费"的医疗服务。印度医院对患者承受的总医疗费用高度敏感，除了医疗本身的费用，还将附带的非医疗花费一并考虑进来。而远程医疗大大降低了患者的治疗费用。

支持慢性病的居家医疗。一些印度医院鼓励慢性病患者在家接受治疗，而不是在更昂贵的门诊机构接受治疗。比如德干医院鼓励家庭腹膜透析，而不是美国更常见的医院或诊所内的血液透析（参见下文"德干医院的家庭肾脏医疗"）。2017年，德干医院的患者每年进行家庭腹膜透析的治疗费用平均为8200美元，约是美国门诊血液透析费用（8.9万美元）的9%，但德干医院患者的5年生存率（50%）优于美国血液透析患者的平均水平（41%）[17]。

德干医院的家庭肾脏医疗

由肾病学家 K. S. 纳亚克（K. S. Nayak）医生领导的德干医院采用了家庭腹膜透析（peritoneal dialysis，PD）方案治疗终末期肾病（end-stage renal disease，ESRD）患者。而在美国，ESRD 患者常用的治疗方法是在诊所或医院进行血液透析（hemodialysis，HD）。

腹膜透析时，透析液通过植入患者腹部的导管引入腹部，然后在患者每晚睡觉时或在白天定期交换排出。与血液透析不同的是，腹膜透析患者不需要经常到医院就诊，因此对患者来说更便宜、更方便。腹部透析的主要缺点是存在腹腔感染风险，因为需要在腹腔植入一根与外界相通的导管。

在发达国家开展腹膜透析的最大障碍是患者未能按时就诊带来的感染风险增加。因此，在美国只有不到 10% 的 ESRD 患者接受腹膜透析治疗。那最终结果是什么呢？美国 ESRD 患者每年接受血液透析的治疗费用约 8.9 万美元，而 K. S. 纳亚克医生的腹膜透析患者每年花费约为 8200 美元，他们的生存率也比美国患者高。

德干医院应用科技手段解决患者与医院的距离障碍。医院使用手机短信服务、平价数码相机和互联网来解决患者就医的可及性问题。这些技术，连同由医疗和辅助医疗专业人员组成的腹膜透析团队，建立了医院独特的腹膜透析远程监测系统。使用该系统的患者能够经常与肾脏专家联系。为了监测感染并发症，患者及其护理人员在其首次腹膜透析期间需要接受如何使用手机照相功能拍摄腹膜透析废液袋照片的培训。

通过科技手段，患者在健康方面的主诉能够得到即时回应，并且远程监测还有家庭访视方案支持。家庭访视方案由训练有素的临床协调员执行，他们会遵循检查表一步一步地评估患者健康情况。访视的内容及患者最新实验室检验报告将通过短信从患者家中发送给肾脏专家。临床协调员会等候肾脏专家的回应（通常在 15 分钟内），并向患者提出相应的建议。临床协调员还会对患者的营养、心理健康和身体素质方面进行评估和建议。

而血液透析则要求患者每周到医院 3 次，这样负担重、费用高，还会影响患者的生活。K. S. 纳亚克医生说："我们的成功很容易在美国复制。保守地说，即使只有 15% 的 ESRD 患者选择腹膜透析而不是血液透析，每年也能节省数百万美元的医疗保险费用。"[19]

研制低成本、可本地生产的耗材。印度的几家典范医院已经开发出廉价的本地产品来取代昂贵的进口耗材和设备。20 世纪 80 年代，当白内障手术需要的人工晶状体在西方推行时，每枚人工晶状体的价格为 200 美元，这个价格除了印度极少数的高收入患者，大部分人都无法负担得起。于是，亚拉文眼科医院与一家名不见经传的佛罗里达公司签署了技术转让协议，并建立了自己的制造公司，这家公司以每枚 5 美元的成本生产人工晶状体[18]。到 2013 年年初，每枚人工晶状体的成本已降至 2 美元，并且该公司的实验室已经将产品线扩展到了硬质人工晶状体、折叠式人工晶状体，以及低成本的缝线、刀片等眼科耗材和眼科手术设备。2017 年，这些低价耗材已经出口到 120 个国家[20]。

类似的，爱心医院的创始人开发了价格为 240 ~ 360 美元的心脏支架，其性能与价格为 2000 ~ 3000 美元的进口心脏支架相当。爱心医院随后创建了子公司，专门生产心脏支架、导管和其他医疗器械，并在印度和国外销售。

主张增值技术创新。印度医院利用在印度蓬勃发展的节俭创新生态系统，开发了超低成本的设备和诊断检测。例如，HCG 肿瘤医院的肿瘤学家维沙尔·拉奥（Vishal Rao）医生发明了一种只需花 1 美元的语音假体装置，它可以帮助喉部做过手术的 4 期癌症患者正常说话。而在美国，类似的设备售价高达 700 美元。另一个例子是印度开发的廉价便携式眼科仪器 3nethra，它可以进行折射率测量，筛查患者的 4 种眼部疾病（白内障、糖尿病视网膜病变、青光眼和角膜疾病），并且不需要专业人员操作。而在美国同样的检测需要 3 台昂贵的仪器和训练有素的操作人员。3nethra 采用图像处理算法，在筛查后 5 分钟内即可生成报告，并可将报告发送到远程医疗网络中进行远程诊断。LV 普拉萨德眼科医院也与麻省理工学院合作开发了下一代视光学技术。一位印度企业家开发了一种易于使用的、基于 Android 系统的健康平板电脑（Swasthya Slate），它可以进行 33 种诊断检测，如果量产的话，每台售价可能仅需 150 美元[21]。另一位印度企业家米什金·英加瓦尔（Myshkin Ingawale）开发了一种无创性（无针）贫血检测方法，其采用了一种便携、易用的设备，购买价格在 200～300 美元，每次检测成本不到 10 美分。而西方国家的标准检测流程需要花费高出数倍的金额，所需设备价格高达 1 万美元[22]。

创建电子病历和 IT 系统。早在美国医疗服务系统广泛应用电子病历（electronic medical record，EMR）之前，印度典范医院就已经深入应用电子信息技术了。HCG 肿瘤医院从一开始就为其癌症患者创建了 EMR，以降低医疗记录的保存成本，避免患者在各网点医院之间治疗时出错。纳拉亚纳医院开发了软件程序 iKare，并将该程序安装在所有 ICU 病床的 iPad 上，如果患者病情有变化，软件会自动更新患者医疗记录，指导工作人员开展后续医疗工作，减少医疗差错。纳拉亚纳医院还在其 23 家医院网络架构上建立了一个信息系统，将患者数据存储在云端，这样各级医院都能轻松访问。数据共享也意味着医院之间可以比较外科医生的工作量和手术室利用率等性能指标，这个措施可以让最佳的实践方案在体系内得到推广应用。

美国的医疗机构并没有像印度典范医院那样，积极采用远程医疗或提供平价的家庭医疗服务，而是更倾向于将患者安置在昂贵的医院环境中开展治疗，即便对象是一些更希望待在家里治疗的慢性病患者或处于临终状态的患者。

原则4：采用任务转移

这些印度最好的医院将一些任务从高度专业化人员（主要是医生）那里转移至护士和辅助医疗人员手中，根据任务的要求安排技术水平相匹配的工作人员（见图 1-2）。在印度，拥有高技能的人才是稀缺人才，这种任务转移可以优化专家的时间和精力，因此是必要的。这种做法在省钱的同时也提高了质量，因为医生和辅助医疗人员都执行了最符合他们各自专业技能的任务。这些典范医院从 3 个方面重新设计了他们的人员配备和医疗健康任务。

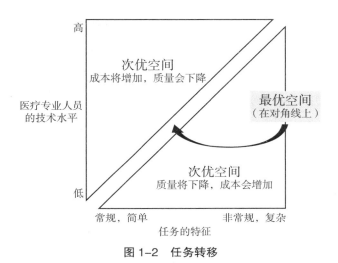

图 1-2　任务转移

资料来源：小艾伯特·G. 马利（Albert G. Mulley Jr.），医学博士，公共政策硕士，达特茅斯卫生政策和临床实践研究所，全球医疗保健服务科学董事总经理。

创造新的工种。这些印度医院把任务转移发展到了一个新高度：他们在低成本的医疗健康工作者和医学专家之外创造了新的工种。当 V 医生创立亚拉文眼科医院时，他有很多患者需要筛查，但眼科医生和验光师太少。他的解决方案是雇用具有高中文凭的乡村妇女，并对她们进行为期 2 年的培训，让她们在一个新设的被称为"中级眼科医疗辅助人员"的岗位上工作。随着时间的推移，这些以乡村为基地的医疗辅助人员已经占到亚拉文眼科医院人力的64%，他们承担诸如安排患者入院、维护医疗记录和协助医生的任务。同样，由于无法吸引受过专业训练的人员到乡村工作，LV 普拉萨德眼科医院就培养了视力守护者和视力技术员，在乡村开展基本的视力测试。这些辅助医疗人员不仅工资低廉，还具有超乎预期的特质，比如学习能力强、对工作的忠诚度高、具有崇高的职业道德，以及和社会经济背景相似的患者及其家庭建立更深层次联系的能力。他们还能更好地与那些不熟悉医疗系统，甚至可能害怕医生的患者进行沟通。

在需要高技能的一端，HCG 肿瘤医院设立了一个新的工种——肿瘤护士，他们协助医生进行化学治疗和放射治疗。纳拉亚纳医院培训的护士可以向具有更高执业技能的重症监护师（nurse intensivist）晋升，这个岗位类似美国的高级执业护师 [①]（nurse practitioner，NP）。纳拉亚纳医院还鼓励普通医生深造成为专科医生，专科医生深造成为顶级专家。同样，LV 普拉萨德眼科医院的视力技师也可在进入视光学校进修后成为验光师。这样的实践为身在乡村的印度人带来新的职业发展机会。例如，LV 普拉萨德眼科医院的一名视力技术员深造为验光师，后来又获得了眼科学博士学位。

通过这些方式，医院提升了他们的组织技能结构，也拓宽了患者覆盖范围，创造了新的人力来源，又弥补了印度公共教育系统的不足。

追求流程创新。这些典范医院给训练有素的外科医生和医学专家配置了辅助医疗人员，最大化地提升医疗服务效率。例如，亚拉文眼科医院的每个外科医生都有 6 名临床专业的医疗辅助人员和 4 名行政人员支持辅助工作。医疗辅助人员前往乡村，对患者进行筛查，将需要的患者带回中心医院，测量生命体征，开展检查，进行手术准备，在病房提供术后护理，将患者护送回村庄，并提供后续护理。外科医生仅进行实际手术操作，这一部分既是所有医疗过程中短暂而关键的一环，也是其他辅助人员的服务目的所在。

像美国西南航空公司一样，这些印度医院也专注于减少其最昂贵资源的周转或闲置时间。他们甚至缩短了前一名患者离开手术室和下一名患者进入手术室的时间以提高外科医生的工作效率。一项对膝关节置换术表现衡量标准的全球研究表明，周转时间是限制效率的关键因素，也是成本的主要驱动因素。埃里克·沃兹沃斯（Eric Wadsworth）医生是达特茅斯医疗服务科学计划硕士项目的联合创始人，他对此表示赞同。他说："我们不应该只看到'送入手术室与送出手术室之间的时间（手术时间）'，更应该看到'送出手术室与送进手术室之

---

① 这个岗位的护士在美国不同州的不同法规下可以承担一部分医生的工作，甚至拥有部分处方权。

间的时间（周转时间）'。前者，即手术时间，可以体现出效率，但更大的成本是在一个患者离开手术室和另一个患者进入手术室之间的时间间隔[23]。"

亚拉文眼科医院设置了并排的两个手术工作台，两个手术工作台配置了一个旋转显微镜和两对（4名）护士进行辅助，医生在两个工作台之间开展白内障手术。每一位患者都由一名护士进行局部麻醉，该护士同时为医生传递无菌器械和需要植入的人工晶状体，并聚焦显微镜，为患者包扎。另一位被称为"流动护士"（running nurse）的辅助医疗人员，在相距27米左右的一个消毒区域用新的手术器械替换用过的手术器械，并将患者移入和移出手术室。亚拉文眼科医院的医生就这样从一个患者换到另一个患者，以10～12分钟的手术时间快速进行手术。这就是亚拉文眼科医院的医生每小时能完成5～6台手术的原因，而传统手术室里只有一名协助护士，每小时只能进行1～2台手术。

亚拉文眼科医院的医生并没有过度劳累，合理的任务转移和巧妙的流程设计使他们的工作更高效。

鼓励自我服务。任务转移的高级形式是自我服务，即患者或其家庭成员承担传统上由医院工作人员执行的任务。例如，生命之春医院在新妈妈的床位旁额外提供了一张床，这样其家庭成员就可以留下来帮助照顾她。另一家医院鼓励家庭成员使用共享厨房来为患者准备饭菜。同样，纳拉亚纳医院鼓励患者家庭成员在学习了斯坦福大学开发的4小时视听课程后，为患者提供ICU后期护理。这种经培训的自我护理降低了医院人员配备成本，方便对患者进行更个性化的护理，同时确保了患者回家后护理的连续性和一致性，从而减少了术后并发症和再入院率。更深远的意义是，自我服务能激励患者拥有健康和疾病管理的主动权。

印度典范医院已经制订了所有择期手术方案，比如膝关节和髋关节置换术、血管成形术和心脏直视手术，而在美国并不是所有的医院都这样做了，正如美国外科医生兼作家阿图尔·加万德（Atul Gawande）在他的《清单革命》（*The Checklist Manifesto*）一书中指出的那样[24]。同样，在美国医院追求成本控制时，他们很少采用我们在印度看到的那种任务转移策略。相反，美国医院通常从削减低成本工作人员开始，这迫使医生花费更多的时间在简单又常规的工作上，比如转录（将医生口述的患者信息转录成文字或电子档案）、后勤和计费。据报道，在梅奥医学中心，医生们有一半以上的时间花费在非医疗事务上，正是这种错误的任务转移导致了医生的不满和倦怠。

原则5：创造超强成本意识

对于这些印度典范医院来说，其目标是治疗更多的患者，而不仅仅是完成多少台手术。为实现这个目标，这些医院继承了传统的节俭思维模式。当然，在医疗方面，节俭绝不能以牺牲医疗服务质量为代价。但如果没有一个有说服力的医学理由证明患者的医疗成本难以降低，那这家医院就是冷漠无情的。即便是医生，成本控制也总是一个优先考虑项。如果这些医院像印度的许多其他私人医院那样，只为高收入患者服务，成本控制自然不会那么重要，但当医院的目标是尽可能多地为贫困患者服务时，每一分钱的费用都很重要。

下面是这些典范医院广泛使用的6种成本控制措施。

避免不必要的浪费。一些医院选择性地将国外进口的一次性医疗耗材重复使用。在心脏手术中使用的一种价值160美元的钢质手术夹本来是一次性产品，但爱心医院和纳拉亚纳医院会进行常规消毒并重复使用50~80次。纳拉亚纳医院创始人兼董事长德维·谢蒂医生说："世界上的医院在每次手术后并没有把沾满血迹的持针钳、镊子和剪刀这些物品丢掉，那为什么要扔掉夹子呢？"

其他典范医院发现医生在打结后每根缝线都会常规丢弃1/3，于是他们要求供应商缩短缝线的长度，同时相应地降低价格。

避免不必要的医疗操作。这些典范医院不仅努力控制成本和价格，还提倡成本效益。这意味着避免了不必要的医疗操作和检查。例如，爱心医院会专门教导新员工，医院是为了给患者提供可承受的、优质的医疗服务而存在，而不是通过不必要的检查创造收益。爱心医院的医生薪酬以团队为基础，这种薪酬结构会造成同行压力，从而避免不必要的检查。与印度许多私人诊所和医院以顾问形式雇用医生不同，亚拉文眼科医院、生命之春医院、LV 普拉萨德眼科医院和爱心医院都是直接雇用医生，给医生支付固定工资，对内部转诊检查或医疗操作不给予奖金或其他奖励性刺激。

提供捆绑价格。 印度典范医院以固定的套餐包或捆绑价格提供普通医疗流程服务，而不是按服务项目付费。生命之春医院的分娩价格（顺产和剖宫产）会在全院公示。捆绑定价促使医院准确衡量治疗过程中每一步产生的成本，杜绝浪费及不必要的步骤和检测，提高效率。为确保医疗服务质量，医院会制订方案，以确保不会跳过必需的流程。

控制变动成本。 这些典范医院一直在追求降低成本，否则，亚拉文眼科医院就会满足于他们 5 美元的人工晶状体，不会再把成本降得更低。亚拉文眼科医院非常了解每种类型白内障患者手术的变动成本，甚至可以说一分一厘都清楚。他们非常注重物资的消耗，处处都在考虑如何节约。如果亚拉文眼科医院像其他私立医院那样，只服务那些愿意支付高价格的高收入患者，那么就不会有如此苛刻的成本压力。当不收费（对于免费患者）时，即使是几分钱的成本看起来也很多。

严控资产投入。 我们研究的这些医院对固定成本也是精打细算，他们会根据任务操作来配置医院的相应设备。例如，生命之春医院在海得拉巴的 12 家分院的产科病房配置的是尺寸更小、更简易的病床，但他们在手术室的产床上并不会如此节约。他们通常使用低分辨率的黑白超声仪，当病情需要时才会使用更先进的设备。对设备进行严格的维护，延长设备的使用寿命，这些也是典范医院的工作重点。例如，纳拉亚纳医院与美国维修公司签约，将医院昂贵的诊断设备的使用寿命延长了一倍。

租赁也很常见，土地和建筑也是如此，因为这些在印度都非常昂贵。一些医院与设备供应商协商按使用次数付费，而不是直接购买昂贵的诊断设备。许多医院在大堂、病房、走廊和办公室的家具陈设方面十分节约。生命之春医院就设有未装修的简单病房。房间没有空调，只配备了基本家具，医院也不提供餐食。亚拉文眼科医院和爱心医院的高级经理都是共用小型办公室，为更多的重要部门（比如手术室）腾出空间。

他们对资本性投资同样精打细算。2013 年，纳拉亚纳医院仅花费 700 万美元就在迈索尔建立了一家拥有 300 张床位的专科医院，借此机会向更小的城市进行扩张。迈索尔医院平摊到每张床位的资本投入为 2.33 万美元，比美国同类医院的床位资本投入的 1% 略多一点[25]。

让医生关注到他们所做临床决策后的结果。为了树立整个体系的成本意识，纳拉亚纳医院有一个特别有趣的方式，那就是每天通过手机向医生发送床位使用率、急诊量及外科手术的数量和类型等数据。这种做法激励医生谨慎行事，关注到自己开什么药、用什么耗材或做什么检查等决策将如何影响患者的费用。纳拉亚纳医院从丰田生产系统中得到启发，鼓励一线医护人员不断提出成本节约和改进的点子。

我们看到了印度的医疗系统如何注重节俭，而美国医院却在过去的15 ～ 20 年中肆意挥霍昂贵的高科技设备，导致医院产能过剩，使医院设备利用压力更大。即使医疗投入很大，但美国医疗成本核算仍处于初级阶段。举例来说，当涉及手术成本时，很少有美国医生能提供准确详细的预算，甚至医院首席财务官也不能。来自达特茅斯的埃里克·沃兹沃思医生这样说：

"很少有医生和护士能告诉你一个临床治疗的收费是多少。临床医生不知道，行政部门不知道，这个小秘密就连财务部门也不知道，因为他们从来不测算成本。他们所要做的就是把所有的收入加起来，把所有的开支加起来，然后确保两边相抵能够盈利就行，或者，如果没有盈利，就想办法找慈善捐赠来填补。"

结　论

可以预见，这五项原则一起应用时会起到相互加强的效果。亚拉文眼科医院、LV 普拉萨德眼科医院和纳拉亚纳医院充分应用了这五项原则，这使他们在为更多的患者提供免费或补贴医疗服务时，仍然能够保持盈利。将现代医学服务于更多民众的使命一边激励着他们在各方面开展创新，一边加强了他们对其余四项原则更充分的利用。这些原则也可以单独应用。构建医院的中心网络型架构可以在不影响服务质量的情况下将医疗资源延伸，若与科技手段（比如远程医疗）结合起来，它就能更加高效。任务转移本身是一个非常有用的原则，当其与流程持续改进和新科技结合在一起时，就会将医院服务的边界推得更广。同样，通过减少经营性和资本性支出来降低成本也不会降低医疗服务质量。为更多人提供医疗服务的使命会激发从业者节约成本的热情，更积极地去发现、采用和推广节约成本的方法。

这五项原则也与自下而上的创新相一致。确立一个激励人心的宗旨，以中心网络型架构配置医疗服务系统的资产，有效地利用科技，在经营和资产投入方面做到节俭——这些原则不需要美国国会或地方政府的任何人同意就能实施。虽然任务转移在美国应用可能会受制于哪些工作只能由哪些人来做的行业管理规定，在某些政策背景下远程医疗咨询也可能无法报销，但是医疗机构即便只应用五项原则中的一项或几项，也能达成在提升医疗服务质量的同时降低成本的目标。

总之，对于印度其他医院或其他国家的医院来说，最需要学习的经验是：采用部分或全部本节所介绍的商业模式。有胜于无，若能够采用五项原则，将更好地促进医疗机构实现提高质量、提升可及性和降低成本的目标。不管现在的主流政策环境如何，每个医疗行业的现有参与者或新加入者都可以在不同程度上应用这些原则。这是五项原则能成为实现自下而上的医疗服务转型的有力工具的重要原因。

在下一节，我们将详细介绍典范医院中的纳拉亚纳医院。

第三节
实践中的以价值为导向的竞争
纳拉亚纳医院

年轻的心脏外科医生德维·谢蒂正在印度加尔各答比尔拉医院的儿科病房查房，当他路过一位最近治疗过的心脏病老妇人时，这名女性突然转过身来望着他的眼睛。

"我知道你为什么在这里。"她说。

"真的吗？"德维·谢蒂医生回应，"请告诉我，我为什么在这里？"

"因为当上帝创造这些有心脏问题的孩子时，心里很是不舍，所以他派你来救治他们。"

这位年长的妇女，就是印度家喻户晓的特蕾莎修女，德维·谢蒂医生认为她就是多年来激励纳拉亚纳医院奋进的力量。德维·谢蒂医生在 2001 年创立了位于班加罗尔的纳拉亚纳医院。这家医院的宗旨就是救治所有患者，不管他们的支付能力如何。

德维·谢蒂医生确实治好了许多心脏有问题的孩子，而且经常是免费医治。这是一项了不起的医学成就，也是一项伟大的人道主义工作。但是，德维·谢蒂医生最大的成就是建立了以价值为导向的医疗服务系统，也就是我们将在本节中介绍的成就。德维·谢蒂医生为这一工作倾尽了毕生心血，而这一切始于一个简单的观点。

"如果一个问题的解决方案是人们无法负担得起的，"德维·谢蒂医生说，

"那么这就不是一个解决方案。"[1]

从无到有创造价值

德维·谢蒂医生决心在极端贫穷的条件下寻求一个治疗大众心脏疾病的方法。在这家医院，他独创了一种商业模式，即经济条件好的患者会比贫困患者支付更多的费用，有些贫困患者甚至不需要支付费用，据此该医院每年治疗近 210 万名患者。在实践价值医疗这条道路上，德维·谢蒂医生还做了很多其他事情。他把普惠优质医疗服务作为第一要务，在印度各地建立医院，把医院与乡村的卫生诊所连接到一起，把医院的成本削减到了极致，将医院的心脏手术定为捆绑价格，重新定义了医疗工作者的角色，利用新兴技术改善了医院的财政状况和患者医疗服务。表 1-4 所示为 2017 年度纳拉亚纳医院的核心指标。

表 1-4　2017 年度纳拉亚纳医院的核心指标

项目	价格 / 美元
心脏手术，有补贴的患者	1307
心脏手术，付费患者	2100
血管成形术，无植入，有补贴的患者	615
血管成形术，无植入，付费患者	1154
业务（2016—2017 财年）	**数量 / 例**
门诊量，所有患者	1907677
心脏手术	14700[a]
有补贴的心脏治疗患者	**百分比 /%**
所有门诊患者中有补贴的患者比例	11.8
所有心脏手术患者中有补贴的患者比例	54
医生类别[b]	**年心脏手术量 / 例**
平均每个高年资医生	600 ~ 700
平均每个医生	480 ~ 500

续表

质量指标	百分比 /%
心脏手术后 30 天死亡率	1.4[c]
财务情况（2016—2017 财年）	**占总收入百分比 /%**
人力支出	40.5
药品耗材支出	24.1
医生工资（3011 名医生）	13.7
护士工资（14330 名全职护士）	7.1
税息折旧及摊销前利润	13.1
总收入 / 美元	2.889 亿

注：按照 2017 年汇率，以 1 美元兑换 65 印度卢比的汇率将印度卢比转换为美元。

a. 在 2016—2017 财年，梅奥医学中心的心脏手术量还不及纳拉亚纳医院的 1/3。

b. 纳拉亚纳医院的心脏外科医生平均每年完成的心脏直视手术量是美国同行的 2～3 倍。

c. 数据基于法希姆·艾哈迈德等人发表的《逆向创新能否促进医疗健康服务产生更高价值》（2017 年发表于《柳叶刀》）和卡特于 2015 年发表的《英国国家医疗服务体系（NHS）提供商运营生产力评论》。另参见塔伦·卡纳、卡斯图里·兰根、梅利娜·马诺卡兰的《纳拉亚纳医院：为贫困百姓提供心脏医疗》（波士顿哈佛商学院于 2005 年出版，2011 年修订）中的案例。卡纳、兰根、马诺卡兰在文中写道：冠脉搭桥术后 30 天死亡率为 1.27%，纳拉亚纳医院的患者风险可能比美国患者风险更高，其原因有 4 点。第一，作为印度（和全球）最大的心脏病医院，纳拉亚纳医院接收了可能被其他医院拒绝的并发症患者；第二，印度人比其他许多国家的人更容易出现严重的心脏问题；第三，印度人一般在疾病晚期才进行心脏手术；第四，印度医院以外的卫生条件差、污染严重，这可能增加术后并发症和病死率。

到了 2017 年，德维·谢蒂医生已经实现了其可负担的医疗服务解决方案，他所取得的成果令西方观察家们赞叹不已。例如，纳拉亚纳医院心脏直视手术的收费为 2100 美元，而同样的手术在美国的费用将在 10 万～15 万美元。纳拉亚纳医院的普通手术费用更低，每次手术在 1100～1200 美元。德维·谢蒂医生既实现了其崇高目标，也获得了企业盈利。

他的盈利并不是通过剥削富人来实现的。从一开始，即使是纳拉亚纳医院最贵的外科手术的价格也比其他印度私立医院便宜 20%～40%[2]。他也不是靠偷工减料来完成目的的。所有纳拉亚纳医院的患者，无论支付多少，都会得到相同的、一流的医疗服务。纳拉亚纳医院的指标报告中的医院获得性感染发生率（2.8/1000 ICU天）可与世界上最好的医院相媲美[3]。

德维·谢蒂医生是一个创新者，跨越传统界限，不按常规行事。举例来说，当一家跨国医用罩衣供应商拒绝在高报价上让步时，德维·谢蒂医生便与当地一家制造商合作，以很低的价格生产出同样质量的医用罩衣。当卡纳塔克邦的奶农负担不起医疗费用时，德维·谢蒂医生就帮助他们设立了一个负担得起的保险计划，该保险计划后来成了世界上同类保险中规模最大的保险计划。德维·谢蒂医生还启动了一个数据挖掘项目，用来帮助预测疾病暴发并指导公共卫生政策。通过这些方式，德维·谢蒂医生为患者、医疗服务提供方，甚至为整个社会创造了价值，将纳拉亚纳医院变成了进步的催化剂。

纳拉亚纳医院是一家营利性企业。同时追求高质量和低成本，这对大部分美国医疗机构来说似乎不可能兼得，大部分美国医疗机构也没有这样去尝试，但纳拉亚纳医院在这两个目标的驱动下取得了稳步上升的成果。2016—2017财年，纳拉亚纳医院的运营利润率（税息折旧及摊销前利润率）约为13.1%，而梅奥医学中心为6.3%，克利夫兰医学中心为10.3%[4]。

这些利润推动了纳拉亚纳医院在心脏医疗领域以外的成长和扩张。2017年，纳拉亚纳医院在班加罗尔的王牌医院已经发展成为综合全面的"健康城市（health city）"，其包含心脏病医院、癌症中心、骨科和创伤医院、眼科医院、器官移植研究所，以及神经外科、神经内科、儿科、肾内科、泌尿科、妇科和消化科等科室。该医院在印度有24家分院，在开曼群岛也有一家医院。纳拉亚纳医院每天开展的手术超过343台，其中包括39台心脏手术[5]。纳拉亚纳医院收治了超过77个国家的不同患者，还拥有世界上最大的远程医疗网络和最大的儿科心脏ICU。

纳拉亚纳医院的成就给医疗卫生专家和投资者都留下了深刻印象。2008年，美国国际集团和摩根大通投行斥资1亿美元收购了该公司25%的股份。2015年纳拉亚纳医院上市时，首次公开募股完成近9倍的超额认购，募集到的资金约有1亿美元。2017年，纳拉亚纳医院的市值在10亿美元左右。

纳拉亚纳医院是如何做到这一切的？答案是尊重穷人，以及深谙一无所有的价值。

阿舒托升·拉古万希（Ashutosh Raghuvanshi）博士既是德维·谢蒂医生的得力助手，也是纳拉亚纳医院的副主席、董事总经理和集团首席执行官，他说道："我们一开始就认为我们面临的问题不是心脏手术本身。"拉古万希博士描绘了他每天都会看到的令人心碎的场景：一位母亲怀抱着一个婴儿，艰难地接受医生告诉她孩子需要做心脏手术的事实。被现实击垮的母亲只能提出一个问题：需要多少钱？

拉古万希博士说："在很早以前，我们就认识到这个国家的医疗服务问题并不是一个科学问题，而是一个经济问题。我们的目标不仅是做心脏手术，还要缩小患者的支付能力和手术费用之间的差距。我们所做的每一件事都先考虑到钱的问题，然后才开始计划如何提供我们必须提供的医疗服务。"[6]

在使命下建立的医院体系

德维·谢蒂医生于 1953 年出生在印度西南部的卡纳塔克邦，他是家中 9 个孩子中的第 8 个。德维·谢蒂儿时心中的英雄是南非外科医生克里斯琴·巴纳德（Christiaan Barnard），当他还是个无知的八年级学生时，克里斯琴成功地开展了人类第一例心脏移植手术。德维·谢蒂医生于 1982 年在芒格洛尔的卡斯图巴医学院获得医学学位，然后在英国最好的教学医院之一盖伊医院接受了临床技能训练。1989 年，他在几位富有的印度患者的请求下回到印度，并迅速成为印度著名的顶级心脏外科医生。

德维·谢蒂医生也因善良而闻名。在加尔各答，他与特蕾莎修女共同创立了亚洲心脏基金会（Asia Heart Foundation，AHF），为穷人提供医学教育和心脏治疗。他还是比尔拉心脏研究所所长，1992 年，他在该研究所开展了印度首例新生儿心脏直视手术。也是在那里，德维·谢蒂医生第一次为那些父母难以负担心脏手术费用的孩子进行免费治疗。

"医疗服务是一项人权，"德维·谢蒂医生经常说，平静的语气中带着坚持，"无论贫富，每个人都应该得到同样优质的医疗服务。我们不能把健康与财富关联到一起。"

印度医疗服务体系非常缺钱，幸运的是，德维·谢蒂医生除了对穷人的服务理念和他在手术方面的天赋，还拥有与之匹配的出色筹款能力。印度政府在医疗方面的投入仅占 GDP 的 1% 左右。印度人参加医疗保险的比例低，且月人均收入仅有 100 美元左右。在这种情况下，大部分心脏病患者没机会得到治疗的现象也就不足为怪了。事实上，印度人特别容易患冠状动脉疾病，这正是这个国家的人民的主要死亡原因。印度全国每年约有 250 万人需要进行心脏手术，但即使是 2010 年也只有不到 10 万人接受了手术。

德维·谢蒂医生改变了这一现状，首先是建立更多的心脏医院，吸引志同道合的外科医生。利用通过亚洲心脏基金会筹集的私人资金，德维·谢蒂医生于 1997 年在班加罗尔建立了马尼帕尔心脏病医院，3 年后他又在加尔各答建立了泰戈尔心脏科学研究所——一家拥有 150 张床位的医院，该医院很快成为印度东部最大的心脏病医院。

谈及这些成就，德维·谢蒂医生总是很低调，在非营利性机构的工作经历给了他一些经验。2002 年，他接受《新科学家》（New Scientist）杂志采访时表示："当你所做的事情是一件很高尚的事时，筹资并不困难。"他在意识到慈善力量的同时，也逐渐体会到其致命局限[7]。他在半岛电视台拍摄的关于印度医院的纪录片里是这么说的："慈善是不可扩张的。不管你多富有，如果你免费赠送，那可赠送东西的数量总是有限的。而在那之后，你就会破产！"[8]

他知道，盈利的企业才能够持续发展，他也深信自己能够找到一种基于市场的解决方案来提供社会急迫需求的心脏病医疗。德维·谢蒂医生设计了他所谓的"医疗健康服务沃尔玛化"，即服务量扩大化和削减成本持续化，从而降低服务价格，反过来又推动服务量增长，最后扩大到"数百万人"。

2001 年，德维·谢蒂医生得到了验证他理论的机会。他的岳父，一家蓬勃发展的建筑公司的董事长，提供了 2000 万美元在班加罗尔著名的电子城附近建造了一家占地 10 万平方米的营利性心脏医院。他的家人还同意提供给德维·谢蒂医生所需的医疗设备和医疗耗材支持。德维·谢蒂医生还写了一份关于提供全民医疗服务愿景的使命宣言。

"我们有一个梦想，"他写道，"我们的梦想是让广大民众，尤其是像我们这样的发展中国家的民众能够获得先进的医疗健康服务。"[9]

使命宣言并没有提及德维·谢蒂医生决心通过将心脏手术的费用减半来推动业务增长并实现盈利，但这一计划从一开始就定好了，这个计划充分体现了德维·谢蒂医生的社会责任心和商业头脑。德维·谢蒂医生将灵感转化为利润的能力得到了回报。第一年，这家拥有225张床位的二级医院税后利润为总收入的7.7%，高于北美医院6.9%的平均税后利润。4年间，该医院已发展到6层楼、10间手术室和500张床位。

取得如此良好业绩的关键是德维·谢蒂医生的定价模型。经济条件好的患者通常选择住在私人病房，会比那些住在公共病房的贫困患者支付更多的费用。医院的福利设施创造的利润用于补贴贫困患者的医疗服务。大家都很满意，因为该医院心脏直视手术的总价比其他印度私立医院低很多。2017年，患者全价支付心脏手术的捆绑价格为2100美元，不论病例复杂程度如何，这已包括了所有的检查和护理，而大约一半的患者支付的费用会低于这个价格，甚至有些人根本不用支付任何费用（见表1–4）。

为了适应21世纪初不断增长的患者需求，德维·谢蒂医生招募了90名心脏外科医生和心脏病专家，其中许多人曾在梅奥医学中心、哈佛医学院和其他世界级教学医院接受过培训，他们都有像德维·谢蒂医生一样的使命意识。在位于班加罗尔的纳拉亚纳医院的王牌分院中，大部分医护人员的工资是固定的，与其他印度医院的工资相当，没有额外的奖金、奖励或服务费用。德维·谢蒂医生激发了一种勤奋、卓越、关怀和为他人服务的文化。

德维·谢蒂医生说，外科医生来到纳拉亚纳医院，几乎所有人都留了下来，原因与他一样——他们相信纳拉亚纳医院的责任就是为所有人提供高质量的医疗健康服务。德维·谢蒂医生告诉我们："我们现在的使命感比10年或20年前更加强大。因为今天的医疗健康服务可以做很多惊人的事情。15年前，我们只能束手无策地宣布患者死亡，而今天我们可以给这些患者做手术，可以让他们回家，过上正常的生活。"

通过任务转移实现流程创新

当患者被推入纳拉亚纳医院手术室时，他们可能不知道他们即将接受的救命手术模拟了丰田的生产流水线，至少有一定程度的模拟。这一流程创新正是德维·谢蒂医生认为纳拉亚纳医院值得骄傲的地方。

"日本公司重新设计了汽车制造流程，我们也在医疗健康服务领域这么做，"他告诉《华尔街日报》（*The Wall Street Journal*）记者，"医疗需要的是流程创新，而不是产品创新。"[10]

德维·谢蒂医生在手术室所实践的流程创新，使纳拉亚纳医院的外科医生在其他医院的外科医生只能做一台手术的时间内完成三台手术。这并不是因为他们的外科医生速度更快，而是因为他们在操作间的每一个动作都是精心设计的，这些设计减少了周转时间，充分发挥出各类人员的效能。

例如，在纳拉亚纳医院，所有器械均在手术室外进行清洁和灭菌。成套的洁净器械放在专门的器械间备用。一旦完成一项手术，污染的手术器械和手术单被推出手术室，工作人员迅速推入一组新的手术套件。根据拉古万希博士的说法，仅这一项流程改进就使每天每个手术室的操作时间减少了 45～90 分钟。

其他改革包括"由谁来做什么最合适"。在一般情况下，高薪的高年资外科医生很少做或不会去做那些对技能要求不高的工作。例如，在常规的心脏手术中，初级外科医生打开胸腔，从身体的其他部分采集静脉进行移植，然后在下一个患者身上执行同样的任务[11]。高年资外科医生对开胸后的患者进行关键手术操作，然后进行下一个患者的操作，最后由另一个初级外科医生来关闭胸腔。整个过程由初级外科医生和重症监护师监督。重症监护师是训练有素的护士，其收入高于病房护士和外科护士，但低于初级外科医生。在手术室外，所有的术前和术后检查都由辅助医疗人员完成。这种任务转移策略有助于纳拉亚纳医院最大限度地发挥出稀缺的高年资外科医生的作用。因此，纳拉亚纳医院包括医生工资在内的人力总成本只占收入的 40.5%，而在西方医院，这一比例为 60%[12]。

在位于迈索尔的纳拉亚纳医院的多专科分院内，任务转移表现得更为突出。在那里，离开 ICU 后的护理是由一个非常热忱的团队提供的，这个团队没有任何报酬，他们就是家庭成员。在印度，当一人患病时，全家人都会到医院陪伴患者。在患者住院期间，家属通常会待在医院 3 天。他们为自己所爱的人担忧焦虑，但又帮不上忙，有时还会显得碍手碍脚。

纳拉亚纳医院决定让家庭成员也参与患者的康复工作，比如监测生命体征、更换敷料、给患者喂食或观察抗凝药物是否正常发挥作用。患者家属需要接受 4 小时的视频课程训练，其中一些课程还是以令人入迷的伤感连续剧的形式开展——这种方式的课程能深深吸引患者家属。对患者家属进行院内术后护理培训这一措施不仅解放了护理人员，使其可以开展其他工作，同时也实现了高质量家庭护理的过渡，减少了 30% 的患者再入院率[13]。

纳拉亚纳医院的任务转移可以节省时间和金钱，促进团队合作，提高生产力。拉古万希博士和德维·谢蒂医生认为它也提高了医疗服务质量。以手术为例，拉古万希博士告诉我们："当我们讨论手术流水线时，我们指的是手术的主要部分由资深外科医生完成，而非关键部分由其他人完成。这样做并没有在医疗服务质量上打折。事实上，质量反而提高了，因为高级外科医生可能对缝合皮肤不感兴趣，而那些只负责缝合皮肤的技术员或许能把这件事做得更好。事实上最终的效果确实有提升。"

德维·谢蒂医生强调了任务转移的另一个优势。他注意到一台手术有三个阶段需要在外科医生的脑海里构思。"首先，在手术前要把手术过程过一遍。然后，在手术台上要思考手术的细节。术后医生还要回忆手术过程，思考下一次如何做得更好。对于其他外科医生来说，下一次改善提高的机会可能是在几天或几周后，但因为（我们的）医院患者多，第二天就可以再次实践[14]。"

换句话说，任务转移能让纳拉亚纳医院的外科医生不断总结、评估其关

键技能，并立即将新的思考付诸实践。因此，即便手术费用下降了，医疗结果
也是提升的。如前所述，即使按照美国标准来衡量，纳拉亚纳医院的心脏治疗
效果也非常好。

拉古万希博士说："我们力求以最低的成本提供最好的质量，这就是我们
所说的价值，我们称自己为价值提供者。"

节俭的文化

像亚拉文眼科医院一样，纳拉亚纳医院的节俭精神同样久负盛名，它着
眼于每一个成本单元，事事都在考虑如何降低成本[15]。在创业初期，因为没
有钱，德维·谢蒂医生也是小本经营，正如拉古万希博士说的"先考虑到钱的
问题"。在班加罗尔的王牌分院，即使日平均气温为 29.4℃，手术室的空调也
是有限地使用。像 MRI 这些昂贵的医疗设备，医院与供应商协商好按使用次
数计费。医院从马来西亚订购了一整个集装箱的外科手套，并在过期的专利基
础上开发了数字 X 射线板，使其价格下降到不到原来的 1%。

随着扩张，纳拉亚纳医院已经能够收获规模经济带来的效益。到 2012 年，
纳拉亚纳医院统筹了位于班加罗尔和加尔各答的分院及两个较小的单位的采
购，增强了与供应商的谈判优势。纳拉亚纳医院的手术量占整个印度心脏外科
手术量的 10%——这一市场份额足够争到 35% 的供应折扣。到 2017 年 5 月，
纳拉亚纳医院控股了 24 家医院，并且还在继续扩张，医院甚至对那些提供既
昂贵、运输成本又高的医疗设备的跨国供应商都有影响。

"无论是耗材还是设备，如果你的购买量很大，就可以从供应商那里获得
很好的交易条件。"拉古万希博士说，"我们与飞利浦、通用电气等大型供应商
都有密切合作。例如，我们一年要买 10 个导管室的装备，这使我们可以得到
一个非常好的交易条件。"

纳拉亚纳医院也开始利用规模经济。2012 年，德维·谢蒂医生已经经营
着几家多专科医院，其中包括班加罗尔的"健康城市"和迈索尔的多专科医

院。这些医院有提供不同医疗服务的科室，比如心脏内科、神经内科、骨科和肿瘤科，这些科室位于同一家医院或同一校区，可以共享诊断科室、实验室、血库、行政和 IT 服务等关键资源。这些资源的密集交叉利用又使单位成本降至最低。

"不管你经营 1 项服务，还是经营 20 项服务，其固定成本是一样的。"拉古万希博士指出，"比如血库和实验室也是这样。利用率越高越好，尤其是自动化实验室，你加 100 个样本或加 1000 个样本，检测的成本几乎是一样的。"

1000 件小事

在创办第一家营利性医院时，德维·谢蒂医生就通过这些方式把握住了他所追求的机会。随着德维·谢蒂医生在医疗健康服务方面经营经验的增长，他还意识到其他的事情。他说："在医疗健康服务领域，你不可能靠做一件大事来降低价格。我们要做 1000 件小事[16]。"

这种节俭文化成了纳拉亚纳医院的企业精神，这一点在一些非常有效的做法和创新中显得更加突出。例如，纳拉亚纳医院尽可能使用非专利药，其费用是原研药的 20%。纳拉亚纳医院使用数字影像代替 X 射线进行胸部扫描，以节省高成本的胶片。纳拉亚纳医院重复使用手术设备，比如在心脏手术中使用的价值 160 美元的章鱼钳，在美国那些钳子通常在一次手术后就被扔掉，但在纳拉亚纳医院，它们被精心地消毒和重复使用多达 80 次（事实上，美国认证组织 JCI 也允许这种做法）。

纳拉亚纳医院还把提供给医生和工作人员的设备与用品清单标准化，将存货清单中的库存量单位（Stock Keeping Unit，SKU）数量由 12000 个减少到 4000 个。这一决定不仅简化了采购流程，也对利润产生了很大影响。

拉古万希博士说："在西方，药品和耗材的成本占总成本的 15%~17%，但在印度占总成本 24%~27% 的是物品本身，所以这是最大的杠杆。如果你需要的量大，而且你的货架上只有一两个品牌的特定产品，你就能更好地与供应商谈判。"

其他节省成本的做法更具战略性。例如，德维·谢蒂医生尽可能避免长期合同，希望利用价格浮动来降低成本，这在印度很常见。有时他甚至每周都会重新对供货合同进行谈判。而当谈到医院认证时，纳拉亚纳医院只有两家分院向 JCI 提出了申请。为什么？因为认证费用很高，每家需要 20 万美元。拉古万希博士告诉我们："我们并不是为了炫耀。我们需要的是在企业中建立质量文化。"

德维·谢蒂医生对资产投资也很吝啬。PET-CT 扫描仪、MRI 设备和其他昂贵设备都是按使用次数付费。纳拉亚纳医院与设备管理公司 TriMedx 签订合同，通过积极的保养和维修来延长机器的寿命。"我们的大型喷气式飞机可以飞 30 年，"德维·谢蒂医生说，"但是我们的 MRI 设备只用 6 年就要丢弃。这是没有道理的！"

他们的成本意识是有效的。到 2017 年，纳拉亚纳医院已经将冠状动脉搭桥术的费用降低至 1100～1200 美元。

如何将小事情变为大事业

我们在前面提到德维·谢蒂医生跨出了医院领域，进入了制造领域，这得益于纳拉亚纳医院对其手术衣和手术单成本的精心考量。多年来，医院都是使用亚麻作为手术衣和手术单，这是印度的传统。亚麻布可以清洗后重复使用，但心脏手术都是血淋淋的，清洗费用昂贵，于是德维·谢蒂医生向两家领先的一次性手术衣和手术单跨国供应商寻求报价。但他遇到当头一棒。

"他们想让我们在每例心脏手术中为此花费 5000 印度卢比，"德维·谢蒂医生回忆道，"我们想让他们以 2000 印度卢比的价格卖给我们。但他们拒绝降价，所以我们就让当地的公司采用与跨国公司同样的材料制造。在不到一年的时间里，我们将手术衣和手术单的价格降到了 900 印度卢比，而且当地公司可为每台手术定制手术衣和手术单。"在 4 年内，该公司成为印度最大的一次性手术衣制造商，并在积极寻求机会出口美国。这些跨国供应商在价格上没有竞争力，因此不得不放弃印度市场。

在纳拉亚纳医院，节俭也应用于医院建设。尽管印度所有的城市建设项目都不得不支付城市高昂的土地成本，但纳拉亚纳医院已经找到了比竞争对手低 50% 的成本建设医院的方法[17]。纳拉亚纳医院有一个严格的无装饰政策：没有大理石门厅，没有枝形吊灯，只用普通瓷砖和打折家具。充足的自然光可以节省电费，空调也同样节俭使用。医院并不豪华，但性价比极高。

例如，纳拉亚纳医院位于迈索尔的多专科分院是一幢毫不起眼的普通单层建筑，它并不豪华、花哨，但优化了空间的利用，而且它只需要 10 个月的建造时间，每张床位的建设成本为 2.3 万美元。在美国，分摊到每张床位的医院建设成本将近 200 万美元。

节俭也有助于外科实践，包括纳拉亚纳医院采用的"心脏不停跳手术"，尤其是在冠状动脉搭桥术中。在这种手术中，心脏是"活的"，换句话说，在心脏持续循环血液时开展手术。这项技术为医院省去了昂贵的体外循环机的费用，而体外循环在美国心脏手术中是标准操作。这一外科实践还可以减少并发症，缩短患者住院时间，降低患者的感染率。"心脏不停跳手术"需要高超的手术技巧和相当大的员工培训投入，纳拉亚纳医院丰富的患者数量和质量驱动使得整整一代印度外科医生掌握了这项技术。

这是纳拉亚纳医院一直在追求的高质量、低成本解决方案的一个很好的示例。这也证明，质量和成本可以与西方医疗服务模式所理解的方向完全不同，后者常常认为高质量必然是高成本。在纳拉亚纳医院运行的世界里，高质量能驱动低成本，反之亦然。

"对我们来说，追求质量是一种可以帮助我们降低成本的旅程或过程。"拉古万希博士说，"我们相信，如果有质量，你的系统和流程会更好，这反过来降低了成本，降低了发病率，降低了病死率，降低了抗生素的成本，减少了 ICU 住院时间，等等。我们不认为这是两件不同的事情，它们能够齐头并进。"

采用中心网络型架构发现患者

德维·谢蒂医生"让顶尖的医疗服务普惠到大众"的梦想面临着另一个巨大的挑战：地域。虽然印度的大城市里也有许多心脏病患者，但德维·谢蒂医生更希望救治的是分散在乡村的患者。遗憾的是，心脏直视手术并不是在乡村的榕树下就可以开展的。那些患有心脏病的贫困患者也不会自己出现在纳拉亚纳医院的门口。除非德维·谢蒂医生设法找到他们，否则他们将在得到任何形式的治疗之前死去。

经济学家称之为"市场创造"，但德维·谢蒂医生说："这是在拯救生命。"

纳拉亚纳医院早年采用了流动外联营地的措施。这些营地由亚洲心脏基金会资助，并由当地的狮子会和扶轮社组织。每个周末，纳拉亚纳医院会装备 2 辆巴士，每辆巴士会搭载 3 名医生及心电图设备和急救医疗设备，他们前往乡村，最远可到 1300 千米外。巴士从一个村庄到另一个村庄，医生对所有人进行心脏检查。一些小问题在现场就能得到处理，而且通常是免费的，病情严重的患者则被转至班加罗尔或加尔各答的医院。

随着时间的推移，外联营地发展成了心脏病监护病房（cardiac-care unit，CCU），这是一种更固定的区域诊所，它们成为拥有更多专科专家和昂贵医疗设备的城市医院的网点和门户。这样的设计对患者和医疗机构都有好处。它既将医疗服务延伸到了医生匮乏的村庄，又让纳拉亚纳医院能够集中他们的人才和技术。

但医生筛查到的患病的村民往往不会立即动身到城里接受治疗，因为他们负担不起治疗费用。纳拉亚纳医院当时还没有能力补贴他们所有的医疗，所以德维·谢蒂医生不得不去想新的办法。2002 年，当他的家乡卡纳塔克邦的一家牛奶合作社向他寻求合作时，德维·谢蒂医生看到了一个非常不错的机会。

一方面，德维·谢蒂医生知道 170 万名卡纳塔克邦农业合作社成员大部分负担不起医疗费用。另一方面，他知道（主要是这个原因）该地区许多医院的床位占用率非常低，仅在 35% 左右。保险可以解决这个问题，同时合作社的规模足以分散其风险。德维·谢蒂医生把他的数据分享给了合作社的行政人员，并说服他们建立了一个名为 Yeshasvini 的小额保险计划，该保险计划于 2003 年启动。

Yeshasvini 的成员每月只需花费 5 印度卢比（约合 11 美分），就可以免费在 150 家医院接受费用不超过 2200 美元的治疗。Yeshasvini 对每个人都有好处——它改善了合作社成员的健康状况，填补了当地的病床，另外，它不仅为纳拉亚纳医院，也为印度南部的其他专科医院创造了业务。在该保险计划实行的前 20 个月里，有 8.5 万名农民接受了各种形式的治疗。大约有 2.2 万人接受了手术，其中 1400 人接受了心脏手术。当时每例心脏手术的费用约为 1500 美元，进行手术的医院可以从保险基金获得 1200 美元。到 2017 年，Yeshasvini 在卡纳塔克邦拥有 400 万会员和 800 家网点医院，该计划补贴了超过 10 万例心脏手术。虽然后期该计划的保险费上升到每月 22 美分，但该保险计划取得的成果促使印度一半的邦启动了类似的保险计划。

这里值得一提的不仅是德维·谢蒂医生跳出手术室的思维能力，也不仅是他对中心网络架构的独到眼光，而是他拥有的医疗健康服务愿景完全是以患者为中心的，他创造的价值也是源自他的服务热忱。

数字医疗：科技主导

虽然德维·谢蒂医生是一个拥有传统服务精神的人，但他对尖端科技有着异常的热情。事实上，纳拉亚纳医院的业务从一开始就是由科技驱动的。例如，2001 年，德维·谢蒂医生说服印度空间研究组织（Indian Space Research Organization，ISRO）共享通信卫星，这样纳拉亚纳医院就能将加尔各答和班加罗尔的中心医院连接到政府公立医院内的 9 个乡村重症监护室。10 年后，他用一种更好、更便宜的科技取代了这个网络：Skype。

2017 年，纳拉亚纳医院的供应商名单看上去像是一家高科技公司的供应商名单。甲骨文（Oracle）公司为其提供了基于云的企业资源规划（enterprise resource planning，ERP）系统，惠普（Hewlett-Packard）公司设计了基于云计算的移动医疗单元，思科（Cisco）公司支持其虚拟诊断系统，他们的便携式心电图机由德国诊断巨头席勒（Schiller）公司制造，患者数据系统可呈现在 iPad 上。

德维·谢蒂医生告诉我们："解决世界上的贫困问题还是得依靠科技。科技能为富人带来他们一直拥有的东西，只不过形式更好了，但是科技能给穷人带来他们梦寐以求的东西。它将使这个行业变得更高效，我相信它至少能降低 50% 的病死率和发病率。"

以席勒公司的便携式心电图机为例，它们是手持式设备，在现场就可以帮助用户检测冠心病、心律失常和心力衰竭。它们操作简单，却很有效，而且非常便宜。2017 年，纳拉亚纳医院在近 2000 个村庄配备了心电图机。在那里，稍有训练的技术人员就可以打开机器进行测试，并将电子读数传送到中心医院进行分析。

"技术人员可以对任何主诉胸痛的患者进行心电图检查，心电图检查结果将传送到我们在班加罗尔的中心医院，我们的心脏病专家将在 10 分钟内返回一份报告。"德维·谢蒂医生说，"我们每天会收到 800 份这样的心电图，他们诊断了大量的心脏病患者。"德维·谢蒂医生还说，该系统并不是为了增加患者数量，而是为了降低医疗成本，因为疾病越早发现，就越容易通过疾病监测、生活方式改变、药物或小的手术干预得到治疗。

中心医院对科技的应用同样令人印象深刻。纳拉亚纳医院的 ERP 系统花了一年多的时间进行设计，又花了一年的时间实施，该系统连接了纳拉亚纳医院旗下所有医院，为他们提供了财务指标、影像检查结果、实验室检查结果和其他关键信息的全天候访问。新医院只需很低的成本就可以无缝接入。2010 年，当很多美国医院还在为是否使用电子病历纠结时，纳拉亚纳医院的系统已经在集中所有患者数据了。当主治医生需要寻求其他专家的医疗建议时，他们可以在任何时间，无论白天还是晚上，通过网络进行咨询。

2010 年，纳拉亚纳医院还与斯坦福医院和埃森哲（Accenture）公司合作了一个后来被称为 iKare 的专利技术项目。该项目的目的是开发出"决策支持软件"，自动分析医院病房的治疗计划，从而减少医生对患者的会诊次数。这个软件在 iPad 上运行，一旦接收到新数据，软件会自动更新患者记录，然后分析数据，并提出医疗辅助人员可以采取的措施。当数据出现异常时，该软件还会向相应人员发出医疗警报。拉古万希博士解释道："一旦患者参数异常，系统就会生成一系列可能的场景及可能的解决方案。它节省了医生的思考时间，也减少了医疗差错。"

2017 年，iKare 在纳拉亚纳医院所有 ICU 病床前的 iPad 上运行。当系统检测到患者的病情需要医生的意见，而医院又没有合适的专科医生时，护理人员可以求助于另一种高科技支持——纳拉亚纳医院与思科公司于 2016 年合作开发的虚拟诊断系统。该系统能够将 ICU 的视频、语音和数据流直接传输到医生家中，这是解决夜间缺乏医生的良好方案。

德维·谢蒂医生说："扩大重症监护服务的最大障碍就是缺乏足够的重症监护医生每天 24 小时在患者周围工作。思科有一个很好的视频会议系统，我们一直用它进行 ICU 查房。医生可以直接看到患者病历上的数据。这个系统改变了游戏规则。"

改变游戏规则

另一个游戏规则的改变是：让医生变得不那么必需。

像全世界许多先进的医疗服务提供方一样，纳拉亚纳医院逐渐将其注意力从治疗疾病转向预防疾病。这当然是一个更实惠的解决方案，但是德维·谢蒂医生还想更进一步：预测疾病。2014 年，纳拉亚纳医院开始与惠普公司合作，设计了 20 个使用云服务器、可快速部署的电子医疗中心，即可移动的独立医疗站，它们可以被安装在集装箱内，也可以被安装在乡村的空置建筑物内。每个电子医疗中心都配有诊断设备和视频会议功能，主要目的是给偏远地区提供全科医疗。这些电子医疗中心也可以用来大量收集社区卫生数据，以便社区卫生工作者及早发现疾病，或者明确当地的医疗卫生危险因素。

"不需要医生是一个很大胆的想法。"拉古万希博士说，"医疗健康工作者可以利用这些电子医疗中心帮助患者或向上级医生咨询，他们也可以利用这些电子医疗中心来了解特定地区的疾病流行病学情况。"

德维·谢蒂医生说这样的尝试仅仅是开始。只要科技展示了新的可能，纳拉亚纳医院就会继续创新。2017年，纳拉亚纳医院在乡村加油站设立了自助诊断亭，主要为卡车司机提供医疗服务。医院还在手机上开发了一个电子病历应用，他们的想法是，当患者生病时，不管他在哪里，可能在家里、在卡车上、在工作中、在拜访家人时，都可以把自己的病历传送给医生，这样医生可以及时联系患者并给予治疗方面的建议。德维·谢蒂医生认为，70%~80%的医疗投诉也可以通过这种方式解决。

德维·谢蒂医生说："虽然现在很少有人使用远程医疗，但我可以打赌，在未来5~7年内，这些医生诊所大部分将消失。大部分患者会通过手机和视频会议在线咨询医生。"

这种想法让纳拉亚纳医院成为远程医疗的领导者，不仅是在印度，而是在全世界。德维·谢蒂医生说："我们做这些事情已经15年了，最终，它将成为医学的主流。我们正在为这一转变做准备，这一转变将首先在印度开始。然后发展到西半球。"

德维·谢蒂医生又一次拥有了伟大的梦想，但他不是在做白日梦。事实上，德维·谢蒂医生已经将他的医疗宗旨传播到国外。2015年，纳拉亚纳医院在西半球开设了自己的多专科医院，该医院位于距迈阿密仅724千米的开曼群岛。这也是我们要在下一节讲述的故事。

逆向创新的希望

在前面3节中深入剖析的印度典范医院告诉我们，即使在资源极为有限的情况下，也有可能以超低的价格提供世界一流的医疗健康服务。他们的商业模式是基于五个相辅相成的原则，这些原则在复杂或简单的医疗环境中都适用。他们在财务方面也做到了可持续发展。

但是，这些逆向创新是否能推广到世界其他地区呢？在医生和设备紧缺、饱受贫困又需要患者自付医疗费用的发展中国家，答案当然是肯定的。事实上，亚拉文眼科医院已经与超过335家印度医院及位于亚洲、非洲和拉丁美洲的其他27个不发达国家分享交流了其创新做法。据亚拉文眼科医院的管理者亚拉文·斯里尼瓦桑（Aravind Srinivasan）医生估计，他们帮助这类医院的手术治疗量增加到每年80多万次，是亚拉文眼科医院手术量的2倍。LV普拉萨德眼科医院同样帮助了印度和国外的数十家医疗中心和医院。

一些印度医院也治疗来自其他不发达国家的患者，特别是来自南亚和非洲的患者，这促使他们直接在这些地区建立了医院。总部位于海得拉巴的爱心医院的新老板打算将其模式带到肯尼亚和埃塞俄比亚。纳拉亚纳医院计划在内罗比开设一家拥有130个床位的心脏医院，并以当地竞争对手价格的20%提供服务。同样，HCG肿瘤医院正在东非按印度的模式建立综合性癌症中心。

但是，发达国家又会怎么样呢？尤其是本书第二章的关注点——美国。

多年来，在印度患者到处追求性价比的时候，美国患者却对价格漠不关心，这是因为美国有第三方支付。印度典范医院设置中心网络型架构时，太多的美国医院成为产能过剩、专业化程度不高的医疗中心。例如，2016年，美国有近50万人接受了心脏直视手术，而印度只有10万人，但美国的手术是在全国众多医院内开展的，没有一家医院（包括克利夫兰医学中心和梅奥医学中心）的心脏手术量接近纳拉亚纳医院当年1.47万例的手术量。而且即使美国医院在进行合并时，也只是为了获得向保险公司议价的能力，而不是为了降低成本。同样地，美国医院削减低成本员工的做法也是一种错误的任务转移，这迫使高薪医生在医疗抄写、后勤事务和账单内容上浪费时间。而节俭是美国医院管理者脑海里最后才会想到的一件事，因为他们建造的医院有七星级酒店的氛围。

当然，这不可能永远持续下去。美国的医疗服务体系已经到了入不敷出的地步。未来10年，改革无可避免。2017年，老年人医疗保健制度（Medicare）已经要求医疗服务提供方签署含有按人头付费和捆绑定价的风险分担协议，这些步骤与以价值为导向的竞争相一致。随着老年人医疗保健制度的改革，私人保险公司最后也会进行同样的改革。因此，印度典范医院擅长的内容，高质量、低成本和易获得，将会在美国变得越来越重要。

我们下一步将着眼于那些已经在美国实施印度式原则的创新者。

第二章

医疗服务的逆向创新

美国的 4 个新模范

在第四节至第七节中，我们会介绍 4 家美国或海外的创新者，他们采用一项或多项印度式原则来解决美国医疗服务面临的核心问题：成本、质量或可及性。每个创新者都解决了其面临的核心问题，并且是在不影响其他方面表现的前提下做到了这一点（见图 2-1 和表 2-1），我们将这些机构视为能彻底改变美国医疗服务的模范。

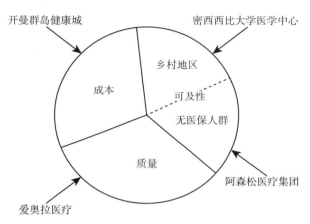

图 2-1 4 家创新者解决的美国医疗服务核心问题

表 2-1 借力逆向创新的美国医疗服务创新者

案例	创新者类型	解决的美国医疗服务核心问题	采用的印度医疗服务主要原则	是否受到非发达国家的启发	创始人或变革者
阿森松医疗集团	美国开明的领跑者	可及性——无医疗保险和保障不足人群	以鼓舞人心的宗旨推动成本和质量创新	是。受到纳拉亚纳医院和其他企业的启发	首席执行官安东尼·R. 特西尼、约翰·多伊尔和其他人
开曼群岛健康城（HCCI）	外国初创公司	高成本	超强成本意识（节俭）	是。把印度的商业模式带到美国海岸附近	医生企业家德维·谢蒂
爱奥拉医疗	国内初创公司	医疗服务质量——解决患者过度使用专科医生服务的问题	任务转移（从医生到"健康教练"和从专科医生到全科医生）	是。受到非发达国家医疗健康服务实践的启发	医生企业家鲁希卡·费尔南多普勒
密西西比大学医学中心（UMMC）	美国开明的领跑者	可及性——乡村地区	中心网络型架构和科技利用	否。但针对同样的问题，独立地演化出与印度典范医院相似的解决方案	克里斯蒂·亨德森博士

第四节：开曼群岛健康城（HCCI）。 这个由纳拉亚纳医院创立的新晋机构，通过采用在印度磨炼出的节俭实践，以美国价格的 25%～40% 提供世界一流的医疗健康服务，给了美国庞大的医疗服务费用沉重一击。纳拉亚纳医院特意将健康城设在开曼群岛，这儿离美国足够近，距离迈阿密仅 1 小时路程，但足以避免美国对医疗服务行业监管的执拗压力。开曼群岛健康城的主要目标人群是加勒比海地区的患者及美国人，健康城已获得了 JCI 的认证，并签约了一些主要的大型邮轮公司和美国旅游医疗机构，但其还是希望能签约一个大型的自我保险雇主（如沃尔玛）或一个美国医疗健康保险公司巨头（如安泰保险或信诺保险）。

第五节：密西西比大学医学中心（UMMC）。 与印度大部分地区一样，密西西比州严重缺乏医生和医疗设施，尤其是在乡村地区。该州只有一个医学中心：位于密西西比州杰克逊市的密西西比大学医学中心。就像在印度一样，该州通过建立中心网络型架构的远程医疗网络，将 UMMC 的专家与该州的 200 家乡村医院连接起来，使医疗可及性问题得到了解决。UMMC 的一位具有企业家精神的创伤护士克里斯蒂·亨德森帮助创建了这一体系，从而为乡村居民提供了更好、更便宜、更方便的医疗健康服务。对亨德森来说，重要的是远程医疗体系挽救了许多生命。

第六节：阿森松医疗集团。 在"照顾贫困和弱势群体"宗旨的驱动下，阿森松医疗集团像印度典范医院一样，推行了通过创新压缩成本的战略，将为有保险人士和高收入人士提供服务获取的利润用来为更多的无保险和保险不足患者提供医疗补贴。阿森松医疗集团借助其鼓舞人心的宗旨来提高医疗健康服务的生产率和效率，并创造资源以实现其使命。本节还将探讨美国非营利性组织太平洋视觉基金会（Pacific Vision Foundation），该基金会希望应用亚拉文眼科医院的医疗模型为旧金山湾区的无保险贫困者提供医疗服务。

第七节：爱奥拉医疗。 鲁希卡·费尔南多普勒医生一方面对美国的全科医疗服务质量感到失望，另一方面受到在非发达国家所见的医疗健康服务模式的启发，创建了总部位于波士顿的爱奥拉医疗，以解决过度使用医院和专科医疗服务的问题。爱奥拉医疗率先践行了一种出色的任务转移型服务提供结构，该结构在很大程度上依赖于"健康教练"，他们类似亚拉文眼科医院的中级眼科医疗辅助人员，或 LV 普拉萨德眼科医院的视力技术员这类非医护人员。与印度一样，这些非医护人员不仅比医生和护士便宜，而且更擅长与患者沟通并帮助他们保持健康，避免患者不必要的用药、住院或治疗。爱奥拉医疗的方法为其节省了 15% ~ 20% 的总医疗费用。

那些迈向创新的"松动的砖"

在接下来的内容中，你将看到这些创新者如何应对在采用印度式创新时所遇到的阻碍。例如密西西比州的远程医疗团队，他们一边探索为其运营资助的方法，一边尝试改变远程医疗咨询不能用保险支付的州法规。爱奥拉医疗则选择独辟蹊径，并与急于降低员工医疗保险成本的自保雇主合作，从而开启了全科医疗方面的实践。

我们的研究表明，医疗健康服务改革的成功在很大程度上取决于创新者的创造力和决心，而改革需要一个领导者在 10 年或更长时间里的持续努力。"有志者，事竟成"并不总是正确的，但当改革者的意志足够坚定时，通常可以找到一些"松动的砖"来为改革提供契机。正是那些"松动的砖"为逆向创新提供了起点。

在逆向创新的著名例子中，通用电气和哈曼国际等公司通过自己的全球网络，将创新从新兴市场转移到世界其他地区，包括美国。这是一个相当直接、自上而下的组织内部过程。但是，很少有美国的连锁医院在国际上开展业务，并且很少有医院在印度这种新兴市场开展过业务（有一个例外是克利夫兰医学中心，2015 年该院在阿布扎比开设了第一家海外大型医院）。因此，美国医疗健康服务领域的逆向创新将基于"松动的砖"所提供的起点，通过其他途径来实现。

我们无法告诉你哪块"松动的砖"适合你的情况——在你与不合理的医

健康服务系统进行斗争时，你每天都会看到它们，我们只能通过举例来启发你。但是我们可以告诉你，即使是在高度监管环境下，印度式医疗服务原则在美国也能发挥作用。我们在美国看到的创新与在印度看到的创新一样，都是由"医生企业家"或"护士企业家"领导的私人组织自下而上引入的，他们希望解决美国医疗健康服务中的某方面问题。我们不需要重新创造一个模式，那些以价值为导向的解决方案在印度运作良好，也就同样值得寻求重塑美国医疗健康服务的美国组织去认真考虑。这些方案可以在美国起作用，并且现在就可以起作用。

第四节
颠覆美国的成本
开曼群岛健康城

如果有一家医院开在船上，并且这艘船停在美国领海之外，那将是最赚钱的医院，而这仅仅是因为成本结构不同。你不必去理会美国的法规，却拥有美国价格体系的保护。

——德维·谢蒂医生，纳拉亚纳医院联合创始人兼主席

韦恩·赖特（Wayne Wright）先生已经68岁了，膝盖的疼痛已经到了他能忍受的极限。从事挖掘机工作多年的跳上跳下，让这位1.93米高、220多千克重的得克萨斯州建筑工人，走不到10米就要停下来歇几秒以减轻疼痛。2015年3月，当双膝关节必须要更换的时候，韦恩·赖特先生的自保雇主让他与全球医疗公司（Companion Global Healthcare）联系，那是一家评估和推荐离岸医疗服务方的南卡罗来纳州的公司。在这件事上我们有充分的理由听取全球医疗公司的意见，如果韦恩·赖特先生的双膝置换手术在得克萨斯州进行，他将面临6700美元的自付额。但如果他去一家离岸医院，他的雇主（保险人）将为他支付自付额、手术费用及他和他妻子的旅费和住宿费，这样韦恩·赖特先生的自付总成本将完全为零。

全球医疗公司提出了两家医院供他选择，一家在哥斯达黎加，另一家则是开曼群岛健康城，这是一家位于大开曼岛（Grand Cayman）的新医院。大开

曼岛是位于古巴南部加勒比海西部的一个阳光明媚的岛屿，从美国迈阿密市到那里仅需要坐 1 个小时的飞机。韦恩·赖特先生曾在大开曼岛度过假，所以他选择去那里。不久他便惊讶地发现，他与开曼群岛健康城的外科医生阿尔温·阿尔梅达（Alwin Almeida）竟然在电话中交谈了 1 个多小时。

"他跟我交谈的时间超过了我 10 年来与医生谈话时间的总和。"韦恩·赖特先生回忆说，"他向我解释了整个过程，从头到尾，没有漏下任何细节。"[1]

阿尔梅达医生跟韦恩·赖特先生提到，开曼群岛健康城要对他进行耐甲氧西林金黄色葡萄球菌（methicillin resistant staphylococcus aureus，MRSA）筛查。MRSA 是一类耐药性极强的细菌，它在患者住院期间可能会引起危险的葡萄球菌感染。这项检查做起来非常容易，由韦恩·赖特先生的当地医生完成鼻拭子检查即可，但开曼群岛健康城的预防措施给韦恩·赖特先生的当地医生留下了深刻的印象。

"我的当地医生告诉我，'韦恩·赖特先生，这是我们（美国）的医疗系统存在的问题之一。在 12 年的行医生涯中，我从来没有见过一个美国外科医生要求进行这项医学检查。'"韦恩·赖特先生回忆道。

在完成双膝人工关节置换术 2 年后，韦恩·赖特先生想起在大开曼岛的日子，心情都是轻松愉快的。他的房间很宽敞，食物很美味，而且他和他的妻子得到的服务可以与一家豪华酒店提供的服务媲美。让他最难忘的事情发生在退房的时候。

"他们递给我一张纸，上面只有 4 行字，以及 1 个数字。"韦恩·赖特先生说，"22000 美元。"

韦恩·赖特先生的账单由他的保险全额支付，涵盖了从英式松饼到麻醉剂的所有费用，以及在海滨酒店为期 2 周的疗养。他进行的调查显示，如果在得克萨斯州进行同样的手术，费用将在 100000 ~ 120000 美元。

"在这个国家（美国），"韦恩·赖特先生说，"无论从哪个角度看，我们的医疗系统都已经崩坏。"

离岸颠覆者

这家为韦恩·赖特先生置换膝关节的医院是印度独特医疗系统的一部分，建设这家医院的构想最初发生在印度的班加罗尔。事实上，开曼群岛健康城是纳拉亚纳医院的第一个海外投资。在第三节中，我们提到了印度纳拉亚纳医院的不同凡响之处：超低的价格、显著的治疗效果、高利润率，以及对所有患者（无论是否具备支付能力）都予以治疗的承诺。事实上，纳拉亚纳医院在开曼的运营是逆向创新实践教科书般的示例。纳拉亚纳医院在印度创新并完善了医疗商业模式，然后将其带到美国，希望改变美国的医疗服务模式。在医院开业 3 年后，这种改变才渐渐开始，但是纳拉亚纳医院对此充满希望的理由开始倍增。

纳拉亚纳医院的创始人德维·谢蒂医生一直是个有远见的梦想家。到 2008 年，随着印度医疗服务的蓬勃发展，他希望能进一步影响全球医疗服务模式。为了做到这一点，德维·谢蒂医生知道他需要从改变美国的医疗服务模式开始。

"要改变世界，就必须改变美国。"德维·谢蒂医生在 2013 年这样说，"重要的是，美国的政策制定者和智囊团能够看到这种模式，在这种模式下医疗费用只占美国目前医疗费用的一小部分，却可以达到类似的良好治疗效果。如果美国认为这是更好的处理方式，并且说'让我们尝试一下'，那么世界其他地区也会进行效仿。"[2]

德维·谢蒂医生决定在加勒比海地区建立一家能够引起美国关注并吸引美国患者的示范医院，从而加速这一发展过程。在某个层面，这家开曼的医院将为美国本土医疗服务体系带来降低成本的压力，但德维·谢蒂医生的脑海中有更深层次的战略性颠覆思维。如果开曼群岛健康城能够降低美国的医疗服务成本，那将产生回旋效应，它不仅仅是在印度降低成本、扩大医疗服务的可及性，而是在世界范围内发挥作用。

"当美国的医疗器材、设备和制药公司降低价格时，可以反过来帮助纳拉亚纳医院完善贫困印度人的医疗服务可及性。"德维·谢蒂医生解释说，"当我与美国人或欧洲人交谈时，我问他们，与 20 年前相比，现在购买一部手机需要多少钱？仅仅是以前价格的一小部分。这是怎么发生的？因为现在印度有 9 亿人开始购买手机，庞大的消费量让所有人都受益。同样，如果印度医院购买很多 CT 扫描仪、MRI 设备或抗癌药，这些产品的价格都有可能下降，不仅仅是下降 5% 或 10%，而是下降 80%～90%！"

德维·谢蒂医生知道，美国的政策制定者和智囊团不太可能认真考虑应用仅在印度成功的商业模式，因此他谨慎地选择了自己的测试地点，并最终定在了开曼群岛，一个英国的海外领地，重要的是，它靠近美国。他在大开曼岛看到了类似发达国家的基础设施和西半球的文化取向，这个距离也方便他与众多利益相关者喊话，这些利益相关者声称正在寻找替代美国医疗服务的可持续性方法。这种时候，德维·谢蒂医生要传递的信号可以简化为三个字："看我的。"

2014 年，在大开曼岛南岸拥有 104 张床位的专科医院开曼群岛健康城开业了。它以心脏病学和骨科为主，并计划在 10 年内扩张成为一家能够提供所有主要专科和外科的机构，另外包括一所医学院和一所养老机构。2017 年，开曼群岛健康城的外科医生已经能以美国价格的 25%～40% 进行心脏直视手术，500 次手术的手术死亡率为零——真正做到了以价值为导向的医疗服务，该医院已获得 JCI 的全面认证。医院还增加了肿瘤科、减肥手术、内分泌科、肺病科、儿科和牙科服务，还有一个睡眠实验室。医院的门诊服务大量增加，并且已达到收支平衡。

医院唯一感到沮丧的是最想吸引的美国患者还不够多，至少没有达到德维·谢蒂医生和他的团队所预期的数量。美国的保险公司一直在关注他们，但没有签约，大型的自保型雇主公司也没有。德维·谢蒂医生知道原因，保险公司是不愿意冒风险的，他们在签约开曼群岛健康城之前需要更多可靠的数据。

不过，永久医疗集团（Permanente Medical Group）首席执行官兼斯坦福大学外科临床教授罗伯特·珀尔（Robert Pearl）医生仍然保持乐观。罗伯特·珀尔医生在 2017 年《今日美国》（*USA Today*）报纸专栏中说："大部分美国医生和医院都将印度视为遥不可及的地方，他们低估了全球化带来的颠覆性危险。他们认为人们不会愿意为做手术而跨越半个地球，他们可能是对的。但是，在他们过于自满之前，应该去看拥有 11 千米长的白色沙滩和旅游文化的大开曼岛。在那里，德维·谢蒂医生正在建立一个能为 5 万多名市民提供服务的拥有 2000 张病床的医院。也许只是一个巧合，这家医院离美国佛罗里达州只有不到 1 个小时的飞行距离。"[3]

差点登陆美国

德维·谢蒂医生十分满意，他知道在其连锁医疗服务机构的出色表现背后，印度已催生了创新。"我们相信，印度将成为世界上第一个将医疗服务与富裕程度脱节的国家。"德维·谢蒂医生告诉我们，"印度将向世界展示一个国家的富裕程度与其公民可以享受的医疗服务质量无关。"尽管德维·谢蒂医生对此感到自豪，但他知道，想在加勒比海地区吸引美国人，就必须去掉一些印度元素。任何逆向创新都必须使商业模式适应发达国家的环境。

"美国人甚至不会念 Narayana Hrudayalaya，这是公司的原始名字。"德维·谢蒂医生的儿子兼公司战略与规划高级副总裁维伦·谢蒂（Viren Shetty）说，"当你告诉美国人你是纳拉亚纳医院的工作人员时，他们根本不知道你是谁。"[4]

纳拉亚纳医院需要一个让美国人感到亲近的名字，也需要一个让美国人感到亲切的商业伙伴。2008 年，德维·谢蒂医生开始为这两样东西四处奔走，同时为他的医疗理念的示范地寻找理想之处。在大开曼岛之前，德维·谢蒂医生曾考虑过圣基茨岛（St. Kitts），但那离迈阿密有 3 个小时的飞行时间，而且成本很高。他还考虑过墨西哥的瓜达拉哈拉（Guadalajara），但没能与市政府达成协议，而且德维·谢蒂医生的一些医务工作人员也担心待在那里自己的人身安全能否得到保证。

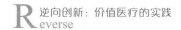

2009 年夏天，德维·谢蒂医生接到了印度珠宝商哈里·金迪（Harry Chandi）先生的电话，他的父亲曾经是德维·谢蒂医生的患者。哈里·金迪先生住在大开曼岛的乔治敦，大开曼岛此时正有需要，因此他想了一个办法可以使纳拉亚纳医院和大开曼岛都受益。

几十年来，没有公司税的开曼群岛靠旅游业和金融服务业过着舒适的生活。当时的开曼群岛总理麦基瓦·布什（McKeeva Bush）认为，现在是开曼群岛实现服务多样化的时候了。他向包括哈里·金迪和开发商吉恩·汤普森（Gene Thompson）在内的当地名流咨询了想法。哈里·金迪先生说了他的想法。

近几年来，医疗旅游业已成为世界范围内不断发展的行业，这在很大程度上要归功于对成本敏感的美国人，他们愿意飞到中美洲和远东去做髋关节置换或安装牙套。2 年前就已有超过 15 万美国人前往海外接受治疗。哈里·金迪先生认为，如果那些希望控制成本的消费者能够在开曼群岛得到想要的医疗服务，他们不仅可以节省机票费用，还可以将其中一些钱用在这些岛屿上的疗养度假村中。对于开曼群岛本地的心脏病患者自不必说，一家设在开曼群岛的纳拉亚纳医院可以为他们提供优质且负担得起的当地医疗服务，还可以帮助该岛的经济重回正轨。一项研究报告显示，2008 年有 400 名开曼群岛人出国治疗心脏病。大部分人在经历了为期 3 周的烦琐的签证手续后，去了佛罗里达州，并且大部分人光是到达那里就花了全部的诊疗费用[5]。

德维·谢蒂医生告诉哈里·金迪先生，他觉得大开曼岛可以一试，他的得力助手阿舒托什·拉古万希博士，也就是纳拉亚纳医院的副主席，会负责领导一个特别小组前来探索这一机会。

这是一项艰巨的任务。拉古万希博士回忆，有些团队成员一开始甚至不知道开曼群岛在哪里。

天作之合

在开曼群岛注册的大约 100000 家公司中，有数家保险公司属于总部设在圣路易斯的阿森松医疗集团所有。像纳拉亚纳医院一样，阿森松医疗集团也有非常强烈的使命感。

到 2013 年，阿森松医疗集团已成为美国最大的非营利性医疗服务方，其拥有 80 家医院。包括其他营利性子公司在内，阿森松医疗集团母公司的收入为 180 亿美元，资产为 320 亿美元。阿森松医疗集团不仅致力于提供全民医疗服务，还希望改变医疗服务体系并营造具有同情心和正义的社会氛围。这与纳拉亚纳医院的宗旨十分相似。它们如同天作之合，只等着时机的到来。

2009 年，阿森松医疗集团总裁安东尼·R.特西尼为了保险公司的事务来到开曼群岛，他听说印度的一家医院为其完全创新的医疗服务模式制订了抢占计划。当特西尼返回圣路易斯时，他跟当时负责转型服务的总经理约翰·多伊尔见了面。多伊尔的工作是在各地挖掘并发现为阿森松医疗集团带来创新的机会——越具彻底性和颠覆性越好。

"托尼说，'约翰，我在那里听说了这件事。'"多伊尔回忆道，"'有个叫德维·谢蒂的人，他要建一家医院。我希望你去了解一下，也许会有什么发现。'"[6]

当时，德维·谢蒂医生并没有寻找一个美国合作伙伴的想法，但谢蒂医生很乐意与多伊尔交流，两人也总能促膝谈论他们为穷人服务和重塑医疗服务的使命。在交流的过程中，德维·谢蒂医生邀请多伊尔前往印度考察纳拉亚纳医院。

在班加罗尔，德维·谢蒂医生向多伊尔展示了他的医院，多伊尔也对德维·谢蒂医生讲述了阿森松医疗集团在美国所做的一些事情，比如通过创建风险投资集团带动整个阿森松医疗集团内部的创新，并创建了医疗设备服务公司 TriMedx。这时德维·谢蒂医生突然激动起来，德维·谢蒂医生告诉多伊尔，"这也是我的问题之一。设备制造商向我收取高昂的检修费用，然后告诉我他们无法修复。"多伊尔告诉德维·谢蒂医生，TriMedx 可以修复大部分医疗设备，然后两人又讨论了有关降低设备拥有成本，改善设备正常运行时间，降低单位服务成本并延长使用寿命的话题，最后德维·谢蒂医生同意尝试 TriMedx。

两个拥有商业头脑并关心社会的人相遇了，他们一直保持着联系。有一天，德维·谢蒂医生打电话给多伊尔，问阿森松医疗集团是否有兴趣成为纳拉亚纳医院在大开曼岛投资项目的合伙人。阿森松医疗集团表示愿意。

清除障碍

回到岛上，事情推进得很快。在哈里·金迪先生给德维·谢蒂医生打电话后不到一个月，德维·谢蒂医生就在开曼群岛首府乔治敦与麦基瓦·布什总理进行了会谈，不到一个月，两人签署了一份合作协议。纳拉亚纳医院不仅将建设医院，还将建设整个"健康城"，估计在未来10～15年内将投资20亿美元[7]。但是首先，德维·谢蒂医生想借助这个充满前景的投资的影响力，提前扫清一些障碍。德维·谢蒂医生草拟了一份包含了九项优惠政策要求的清单，并递交给了开曼群岛政府。

第一，开曼群岛政府将设定医疗事故案件中与非经济损失有关的保险索赔额上限。

第二，开曼群岛政府将承认在印度获得的医疗资格，并批准印度医生和护士在开曼群岛执业。

第三，开曼群岛政府将为来自印度的HCCI工作人员签发工作许可证，以便他们来岛工作。

第四，开曼群岛政府将在原则上支持HCCI的倡议，因为它将为开曼群岛带来巨大的经济机遇。

第五，开曼群岛政府将允许HCCI建立一所大型医学院，以培训护士和医生。

第六，开曼群岛政府将允许HCCI建立一个大型养老社区。

第七，开曼群岛政府将帮助HCCI以合理的成本获得土地资源。

第八，开曼航空公司将与HCCI合作，提供便宜的机票并新增航班，以便将患者带到开曼群岛。

第九，开曼群岛政府将对机场进行升级，以适应入境人数的增长[8]。

拥有开曼航空公司的开曼群岛政府在很大程度上认同这个清单，但对德维·谢蒂医生清单上的第二项难以认同：开曼群岛政府将承认在印度获得的医疗资格，并批准印度医生和护士在开曼群岛执业。德维·谢蒂医生对以纳拉亚纳医院的方式培训新医务人员并不感兴趣，特别是在他有自己的人可以随时做好空降准备的时候。但开曼群岛拥有自己本地的医务人员，这些医务人员得到了专业委员会的认可和代表，其中包括医疗委员会、护理委员会、药房委员会，以及与医学相关的其他专业委员会。是否有某些理由导致印度医生不能满足这些委员会的要求？

当人们对纳拉亚纳医院的能力持怀疑态度时，德维·谢蒂医生用像往常一样的办法来应对：他邀请麦基瓦·布什总理去看看他在班加罗尔所取得的成就。2009 年 12 月，就在德维·谢蒂医生去乔治敦 4 个月之后，包括卫生部部长在内的几位开曼群岛领导人参观了班加罗尔的纳拉亚纳医院。4 个月后，即 2010 年 4 月，各方签署了协议，同意建立一家多专科医院并承认印度的医疗资格。坚持不懈的努力终于得到了回报。

这个协议规定，即使税法有任何改变，HCCI 也可享受 25 年的免税权。HCCI 还获得了部分商品 22.5% 的关税豁免权：首批价值 8 亿美元的医疗设备和用品将免税运往该岛。而医疗事故案件中的非经济损失赔偿最高可达 62 万美元，这一数额降低了 HCCI 自己的保险费成本。政府还同意开办新的医疗旅游签证，该签证将在医院申请后的 72 小时内提供给来访的患者[9]。

该协议一经签署，德维·谢蒂医生就告诉他的建筑师们，现在可以忙起来了。

超强成本意识

纳拉亚纳医院的建造与当时美国医院的建造不同。在美国，建筑师为争夺医院项目纷纷进行自我展示，并提交通常耗资数亿美元的医院项目计划。但是纳拉亚纳医院坚守节俭朴素的原则，更喜欢带有共享病房，没有中央空调且几乎没有多少间私人办公室的功能性建筑物。事实上，在德维·谢蒂医生设计大开曼岛医院的同时，他还在印度迈索尔建造了一家有 300 张病床的医院，仅花费了 700 万美元。

在大开曼岛建造的医院采用了迈索尔医院的一些节省成本的方法：用大窗户利用自然光，并且使用隔热的混凝土模板来节省空调成本；宽敞的拥有 17 张病床的开放式重症监护室，可以通过一个护理站进行全面监控，从而节省了占地面积并减少了所需的护士人数；医院收集雨水进行使用，并利用海水帮助建筑冷却，从而削减了近 50% 的能源成本；使用经过处理的污水进行景观灌溉，通过现场再循环减少 60% 的垃圾填埋成本。从可持续性的角度来看，在大开曼岛建造的医院是一栋最前沿的建筑，尽管已经节省了成本，它的造价却仍不便宜。其造价为 7000 万美元，是在迈索尔建造的医院造价的 10 倍，而床位只有其 1/3。但是按照美国的标准，这个造价是很划算的：每个床位约 70 万美元，美国本土每个床位需要 200 万美元。

"我们建造医院的成本是该地区见过的超低成本之一。"拉古万希博士告诉我们，"尽管开曼群岛还处于飓风区。"

该医院建造债务为 3000 万美元，由阿森松医疗集团和纳拉亚纳医院按照 7∶3 分摊。尽管建设成本高于常规，但该项目费用稳稳地控制在预算之内。而开曼群岛健康城的真正节俭之处将会在运营成本中体现，这是纳拉亚纳医院卓越能力的展现，在这方面，德维·谢蒂医生会像猎犬一样去追逐成本的节约。

多年来，纳拉亚纳医院在印度的业务量为其创造了强大的购买力。在开曼群岛，德维·谢蒂医生利用这种购买力说服许多供应商遵守印度现有的价格结构。例如，缝线是按印度价格购买的，药品（均获得 FDA 批准）价格仅为美国同类药品的 1/10[10]。类似地，德维·谢蒂医生仅仅支付了 700 万美元就购买了一批医疗设备，如果这批设备是在美国采购的话，那将花费 2000 万美元[11]。纳拉亚纳医院也将许多后勤业务放到班加罗尔，这有望节省更多的成本。

"我们最大的优势在于可以将很多工作外包到印度，"德维·谢蒂告诉我们，"文案工作、人力资源、财务、医疗转录（将医生口述的患者信息转录成文字或电子档案）、放射医疗，这些都可以在印度完成。如果不能，我们就不会费心建立开曼群岛健康城了。"

商业计划要求岛上的大部分工作至少在最初阶段要由印度员工完成。这有两个原因：印度员工比美国或开曼群岛的员工薪资低，而且德维·谢蒂医生认为印度的员工和行政人员将更加努力、更加合作、更加敏捷、更习惯纳拉亚纳医院的处事方式。

"我们对美国合作伙伴表达得非常明确，"德维·谢蒂说，"这个地方将由我们管理，我们习惯了挑战极限。"

这种安排对阿森松医疗集团来说正适合，他们也不想介入企业管理。相反，阿森松医疗集团希望向开曼群岛健康城学习最佳实践经验，然后将之应用于美国的机构。一旦实现的话，这就是逆向创新。

2013 年 7 月，也就是开曼群岛健康城计划开业的 7 个月前，纳拉亚纳医院要求已签约开曼群岛健康城的印度非医生工作人员参加有关文化敏感性、口音问题，以及与来自各种文化背景的人群互动的人际关系技巧培训计划。这是纳拉亚纳医院一直在做的精心准备工作，只是这次他们的视角是全球性的。

"当你提出一种新模式时，创新就来了，"德维·谢蒂说，"我们希望将开曼的业务作为一种新的医疗服务模式进行展示，并且在某个时候，如果环境足够有利，我们希望能在美国发展。如果没有在美国的业务，没有任何一家印度公司能够实现大规模扩张。我们正在尝试提供低成本的医疗服务。纵观世界，从非洲到最富有的国家，你会发现我们的经验教训是全球通用的。我们可施展的地方是没有限制的。它的成败最终要归结于执行。"

在建筑人员准备园区、印度员工学习英语的同时，开曼群岛健康城的营销人员也正在设计营销策略。开曼群岛健康城所提供的固定价格是美国大部分医院手术费用的一半，甚至还不到，此外，开曼群岛健康城还会提供所有医疗

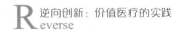

服务，以及两个人（患者和陪伴者，通常是配偶）的往返交通费用，并会把他们安置在酒店，只要患者需要。这里不会有任何花销、意外事件，也不会收取任何额外费用。

德维·谢蒂医生的团队向美国一些大型自保雇主，比如沃尔玛（Walmart）、劳氏（Lowe's）和家得宝（Home Depot），以及一些规模较小的雇主进行了推销。他们还与肯塔基州和路易斯安那州等贫困州的卫生部门管理者进行了交谈，这些州的医疗专家资源不足，保险范围参差不齐。这些潜在客户认真听取了意见，然后给出了答案：

"也许吧，"他们说，"现在还不能决定，我们会考虑一下的。"

"他们不认识我们，"维伦·谢蒂解释道，"他们有质量标准方面的顾虑，有点犹豫。"

没有人想做第一个吃螃蟹的人，所有的人都想看到成果——越多越好。德维·谢蒂医生下定决心要提供给他们。

岛上的生活并不总是那么容易

开曼群岛健康城于 2014 年 2 月开业时，其职员由印度的 18 名医生、30 名护士、26 名辅助医疗技术人员和 22 名行政人员组成。这些医生是纳拉亚纳医院表现很好的医生的一部分，他们都是薪水固定的雇员，无法从额外的检查或手术操作中赚取绩效奖金或转诊费。他们的薪水约为美国医生薪资的 70%。这些医生签了 8 个月的合同，与在纳拉亚纳医院的情况一样，他们是被选出来的，并将效率牢记于心。

"在美国，这种规模的医院需要一名成熟的心脏外科医生，一名儿科心脏外科医生和一名胸外科医生。"德维·谢蒂医生解释说，"而我们的一名外科医生可以涵盖所有这些专业，而且每个方面都做得非常好，比许多专科外科医生要好得多。你可以看到成本效益，我们想证明事情可以用不同的方式解决。"

事实上，开曼群岛健康城在许多方面都做着与众不同的事情，有时是设计使然，有时是出于必要。拉古万希博士的任务是将印度纳拉亚纳医院的创新做法转移过来，并且在出现问题和阻碍时，运用纳拉亚纳医院的应变精神将其解决。他们总能做到这些。

例如，因为大开曼岛上没有医用氧气，纳拉亚纳医院需要从美国购买这种氧气，但从迈阿密运氧的成本比预期要高很多。对于拉古万希博士来说，这一幕似曾相识。在印度的时候，当医院的罩衣供应商拒绝将价格降低到纳拉亚纳医院愿意支付的价格时，纳拉亚纳医院便安排当地生产商生产罩衣，其价格更便宜，以至于其他医院也会从那里购买罩衣。在大开曼岛，开曼群岛健康城自行生产氧气，不久之后，岛上的其他医院也从开曼群岛健康城购买氧气。

"能源是另一例子。"拉古万希博士说，"我们完全依赖于岛上的能源发电，这是一个问题。"医院开始考虑建立自己的 1.2 兆瓦太阳能发电场，并将光伏能量存储与医院的 HVAC 系统相结合，这能减少 40% 的能源消耗[12]。

随着时间的流逝，其他方面也出现了运营挑战。医疗用品从印度运输到开曼群岛健康城的时间比预期要长，这就迫使开曼群岛健康城需要储备超出可接受程度的库存，或是高价从美国供应商那里购买设备和用品。与在印度的纳拉亚纳医院不同，开曼群岛健康城无法在开曼群岛重复使用材料和医疗用品，从而增加了很多成本。而且，开曼群岛健康城捆绑价格服务的岛际航空旅行竟意外地复杂，这增加了外岛患者的交通成本。

"我们一次又一次地看到，在这里材料成本和其他固定成本要高于印度。"拉古万希博士说。

在地球的这一侧，利润率较低，而壁垒较高。最大的问题还在于患者数量，它还没达到足够的数量。在印度，巨大的患者数量是纳拉亚纳医院非常有效的节省成本的方法的推动力之一，比如极端的任务转移和大批量采购。但在开曼群岛，患者数量的增长有些缓慢。2016 年，也就是开曼群岛健康城开业两年后，该医院平均每天进行约 1.5 例心脏外科手术和 3 例骨科手术，这远低于印度的情况——印度一个医生每天要进行 2 ~ 4 例外科手术。

各项限制还形成了恶性循环。"我们没有足够多的需求，因此从印度提供关节和假肢是没有意义的。"拉古万希博士说，"那些都是昂贵的产品，我们正在从一家美国供应商那里采购它们，而后者的成本要高得多。"

因为患者数量少，又无法确定这种情况何时会转变，纳拉亚纳医院的开曼群岛健康城无法像在印度那样与设备供应商协商按使用次数付费这种对自己有利的方式。"我们必须直接购买设备，"拉古万希博士说，"按次付费对供应商来说很难接受，因为他们不知道未来的患者流量有多大，因此我们投入的所有设备都存在资本支出。"

纳拉亚纳医院的印度模式还出现了不同的演变，这体现在任务转移实践中。在印度，任务转移是按技能和薪资水平优化了任务分配，从而使高薪医生不会浪费时间做低薪员工可以做的事情。但在开曼群岛健康城，2016 年患者入住率仅为 15% ~ 20%，此时该策略就显得无关紧要。在时间有空余的情况下，高级外科医生可以自己完成所有流程。

这是一个不太出色的开始。在高昂的本地采购成本和低下的效率的综合作用下，开曼群岛健康城的心脏搭桥手术费用上升至约 15000 美元，是印度的7 倍，但与佛罗里达州同一类手术成本相比，这里的成本依然很低。德维·谢蒂医生以拥有长远眼光而闻名。纳拉亚纳医院将努力克服成长的痛苦。

如果你建造了，他们就可能会来

在开曼群岛健康城处于筹划阶段时，德维·谢蒂医生希望每年能接收17000 名来自海外的患者，其中有相当一部分的美国患者。但他们为什么没有来？拉古万希博士认为有几个原因。

一方面，他们无法来这里。在印度，虽然相对来说没有多少人买得起汽车，但有公共汽车定期将患者从农村带到纳拉亚纳医院的中心医院。在加勒比海地区，情况则比较复杂。既定航线经常在一个岛与另一个岛之间绕来绕去。来自附近岛屿的旅行者经常需要在迈阿密经停，但中途停留需要签证。其他路线又会带人们穿越牙买加的金斯敦，这是个以危险著称的地方。

"市场营销非常具有挑战性，"拉古万希博士承认，"其中一个主要因素是空中旅行的连通性，我们确实没有仔细考虑。现在我们正在与其他航空公司交流，试图建立某种枢纽。"

另一方面是习惯。人们容易以他们一贯的方式去获得医疗服务。在加勒比海地区，有钱人依然选择去美国接受治疗，而贫困的人哪儿也不去。正如拉古万希博士所说，在大部分较小的加勒比海岛屿上"完全缺乏诊断基础设施"，因此许多人甚至不知道自己需要治疗，或者在接受比如心脏病发作的大致诊断后，认为自己的疾病已是无力回天。但是负担能力是主要问题，大部分加勒比岛民没有医疗保险，许多人的现金收入也无法支付像开曼群岛健康城这么低成本的医疗费用。

在这些情况下，纳拉亚纳医院在营销方面的努力实际上使事情变得更复杂。捆绑定价旨在吸引客户，因为他们知道这样不会产生额外费用，结果却因此吓跑了一些人。"人们从未见过类似的东西，"拉古万希博士说，"保险公司非常犹豫，他们认为会有上当的风险，最终他们可能要支付更多。"开曼群岛健康城所设计的用来处理最复杂交易的先进计费系统却被那些简单粗暴的方案比了下去。自费患者是他们比较难以应对的，而在开曼群岛健康城，这样的自费患者恰好有很多。

但是，开曼群岛健康城仍然能够在开曼群岛和邻近岛屿建立起一定的业务。截至 2017 年 4 月，开曼群岛健康城接待了近 30000 名门诊患者和 3500 多名住院患者，以及 300 多名需要睡眠分析的患者。医院开展了将近 2000 例手术，包括 759 例导管介入手术[13]。为了增加服务量，医院医生在外岛诊所和营地进行了扩大服务范围的工作。自 2010 年海地发生灾难性地震后，海地儿童一直缺少获得优质医疗服务的机会，医院在为其提供医疗服务上花了不少心思。在一颗心基金会（Have a Heart Foundation）、红十字会（Red Cross）和加勒比移动电话公司的帮助下，开曼群岛健康城对来自海地，以及来自牙买加、洪都拉斯和伯利兹的儿童完成了 100 多例手术。

并不是说完全没有来自美国的业务，截至 2017 年夏天，开曼群岛健康城的美国门诊患者数量已达到 17000 例。大部分是需要紧急治疗的度假者。像韦恩·赖特先生这样在 2015 年接受膝盖手术的择期手术患者，相对并不常见，但针对美国患者的急诊手术量在缓慢上升。有一名患者是马萨诸塞州的血管外科医生，他对心脏病发作后接受的抢救治疗印象深刻，后来他在开曼群岛健康城的医院网站上留下了感谢信。"我见过很多心脏手术后的患者。"他在信里说，"在我看来，我在这里得到的治疗和康复与我之前见过的一样好，甚至更好。这里的模式正是美国医疗服务体系努力追求的目标。"

开曼群岛健康城还与 3 个大型邮轮公司——嘉年华（Carnival）、迪士尼（Disney）和皇家加勒比（Royal Caribbean）签订了合同，为邮轮上的船员和度假者提供医疗服务。医疗旅游顾问会将大开曼岛的医疗服务推荐给像韦恩·赖特先生一样的客户，除了令人动心的低价关节置换手术，大开曼岛上的白色沙滩也会吸引人们的眼球。

尽管如此，截至 2017 年，开曼群岛健康城仍没有如愿与预期的机构合作。开曼群岛健康城一直希望能与保险公司和美国大型自保雇主合作，比如沃尔玛（拥有 140 万员工，占美国劳动力的 1%）和家得宝（拥有近 40 万员工）。两家公司都听过医院的推销介绍，但都没有决定购买，几家保险公司也仅是有礼貌地听了相关信息。拉古万希博士认为，虽然医院约 20% 的入住率足以使开曼群岛健康城达到收支平衡，但数据仍然太低，无法给保险公司留下深刻的印象。尽管患者的治疗效果非常好，患者的满意度也近乎完美，但保险公司希望看到一家业务繁忙的医院。拉古万希博士认为 50% 可能会是一个产生奇迹的数字。

"他们都说这个想法很有意思，"拉古万希博士说，"但没有大雇主在协议上签字。许多来我们这里的人都认为这里是一个不错的选择，他们认为这是他们应该选择的事情，但因为不确定客户会怎么看待这件事，他们在推荐这个选择的时候还是有所顾虑。"

拉古万希博士表示，这还是一个观念的问题。因为人们担心加勒比海岛屿上的低价医疗服务无法与美国著名医院的医疗服务质量媲美。但是德维·谢蒂医生坚信这种观念会被淘汰，这也是有远见的分析家们的一致看法。

"当询问大部分美国人关于在美国以外的地方获得医疗服务的时候，他们的反应是否定的，"永久医疗集团的首席执行官罗伯特·珀尔医生说，"在他们看来，其他地方可获得的医疗服务质量和医学专业能力都是二流的。当然，这也正是传统黄色出租车（Yellow Cab）对优步（Uber）的看法、柯达（Kodak）对数码摄影的看法、通用汽车对丰田汽车的看法，以及传统实体书店对亚马逊（线上书店）的看法[14]。"

拉古万希博士说得更委婉一些。"没有一件我们正在做的事情是美国的同行做不到的，"他告诉我们，"但是我们相信，在他们的后院做这样的事情可以成为一种催化剂。"

时间会证明一切。开曼群岛比你想象的要近。

开曼群岛健康城的经验教训

为什么值得推广？

- 美国的医疗健康服务费用太高，人均医疗费用至少是其他工业化国家的 2 倍，但美国的医疗健康结果却不如这些国家。只有通过大胆彻底的解决方案，包括开曼群岛健康城之类的模式，才能在保持或改善医疗服务质量的同时显著降低成本。

如何推广？

- **既有的医疗健康服务提供者应该自我颠覆**：包括领头医院在内的既有医疗健康服务提供者应考虑在美国附近但又在美国法规体系之外的地点增加设施，尝试新颖的医疗健康服务方案，以在降低成本的同时又不降低质量。

- **初创企业应促进沿岸医疗旅游**：新进入者可以考虑通过在开曼群岛或圣基茨等地开设医疗机构来复制开曼群岛健康城模式，以补充美国的医疗服务并颠覆现有的高成本服务提供模式。

- **要抱有一个节俭的心态**：节俭不能以牺牲质量为代价，但若无令人信服的医学原因，医院应该削减非医护领域的成本。鼓励所有员工，包括医生在内，既要考虑医疗健康服务疗效，也要兼顾医疗健康服务提供的成本。

- **在资本支出（会计准则中设备或设施的长期投资）上节俭**：有些医院感觉像是七星级酒店，但对于提供高质量的医疗服务来说，这种豪华不是必需的。医院必须仔细评估医院设计和建设，以及购买昂贵设备方面的资本支出。

- **节省变动成本**：为了保持较低的单位变动成本，医院应尽可能有效地使用固定资产（比如手术室）和稀缺的专业知识技能（比如专科医生）。他们必须提高接待人数，减少操作之间的闲置时间，最大限度地减少浪费（尤其是昂贵的耗材），尽可能重复使用耗材并减少药品费用。

- **避免不必要的医疗操作**：医疗服务提供者可以向患者提供捆绑式定价，这既打消了进行不必要的检查和操作的想法，又强化了所有员工和部门在医疗服务提供方面相互合作的想法。

- **利用离岸外包**：医疗健康服务组织必须考虑利用互联网和数字化发展的优势，将某些工作内容（比如诊断、转录和后台工作）外包或离岸外包给成本较低的供应商。

第五节
提高乡村医疗可及性
密西西比大学医学中心

科技已经深入我们生活中的各个领域，比如银行、零售、旅游等。我们如此精通科技，为什么不利用科技来改变医疗健康服务呢？

——克里斯蒂·亨德森博士，密西西比大学医学中心

疯狂赶了 8 千米路到达医院后，14 岁的男孩 T. J. 布鲁尔（T. J. Brewer）在救护车后面的担架上抬起头看着他的父母，并跟他们说他们是很棒的父母，他很爱他们，向他们诀别。布鲁尔胸部伤口大量出血，他觉得自己将因这次枪击事故丧生，这场事故发生在密西西比州里奇顿的田野上。

他的担心有充分的理由，因为救护车到达的佩里医院既没有专业能力，也没有可以治疗胸部枪伤的设备。这里没有外科医生，事实上，也没有任何经过美国专科委员会认证的医生。但医院确实有办法给布鲁尔一个生存的机会，因为这里有一个实时视频连接系统，可以将急诊部连接到该州最好的急救医生那里，这些医生在杰克逊市的密西西比大学医学中心，距离这里有 2 个小时车程。

当救护车到达佩里医院时，密西西比大学医学中心的急救小组已经出现在显示屏前，并开始进行交谈和打手势，急救小组向佩里医院的一名高级执业护士展示了在送到 ICU 之前应如何处理伤口。布鲁尔先是通过救护车转诊，

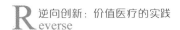
然后又乘坐了直升机，最后抵达了可以抢救生命的 ICU。在这场痛苦的折磨中，布鲁尔大量失血，心脏停搏了 3 次，但布鲁尔最终活了下来，因为位于里奇顿（人口为 1088 人）的佩里医院是密西西比大学医学中心远程医疗系统上的一个网点，该网络的存在要归功于杰克逊市一名急诊护士的决定[1]。

这位护士就是克里斯蒂·亨德森博士（她的博士学位是护理实践学），她和家人长住在密西西比州，她发现了一个危及当地居民健康甚至生命的问题，并通过高科技手段解决了这个问题。

亨德森博士主导了当地的中心网络型架构远程医疗体系的建设，这种针对美国医疗服务严峻问题做出的响应与印度的对应策略类似。由于医生短缺且卫生资源配置不当，医疗服务的可及性受到了严重限制，密西西比州一直处在美国医疗健康排行榜的末位。和印度一样，其根本问题是因贫困而产生的卫生资源缺乏。解决问题的方案也是自下而上发起的，在这个例子中是由一位绝不轻易向困难妥协的"护士企业家"领导的。与印度一样，中心网络型架构远程医疗体系提高了贫困乡村地区的医疗服务可及性，还降低了成本，提高了医疗服务质量和患者体验。这是以价值为导向的医疗服务的有力例证。

2017 年，密西西比大学医学中心被美国卫生与公众服务部（简称美国卫生部）下属的卫生资源与服务管理局（Health Resources and Services Administration，HRSA）选为美国仅有的两家优秀远程医疗中心（Telehealth Centers of Excellence）之一。HRSA 在它的申请事项里提及"期望每个优秀远程医疗中心都可以充当服务远程医疗研究和提供资源（包括技术援助）的全国性交流中心。为了实现这一目标，优秀远程医疗中心应具备丰富的实践经验，并且能够提供多元化的临床服务，还要有经验去证明中心的努力确实改善了患者的医疗服务可及性与患者的健康状况"[2]。

中心网络型架构

小男孩布鲁尔的生命在 2008 年元旦被挽救回来时，密西西比大学的远程医疗中心仅成立 5 年。从那时起，该中心就已扩展到远超出患者急救服务的范畴。2017 年，密西西比州的远程医疗系统将 35 个医学领域的专家与密西西比州 225 个地点的医护人员和患者联系起来，这些地点不仅包括社区医院和诊所，还包括精神卫生机构、大学、学院、企业、监狱、移动医疗车，甚至包括墨西哥湾的一些石油钻井平台。该系统还与数百个家庭相连，将患有糖尿病和高血压等慢性病的患者与慢性病专家团队联系起来。如今，密西西比州远程医疗已被公认为是乡村远程医疗服务的先驱模式，在 2015 年被美国远程医疗协会评为全美国七个最佳项目之一[3]。

1999 年，亨德森博士在全州唯一的一级创伤中心——密西西比大学医学中心的创伤中心负责管理非医生员工。她负责医疗预算、监督运营，并跟踪医疗服务质量和患者满意度。她一下子发现了问题，而且她每天都有看到这些问题：无法处理所在地发生的急救情况；当地急诊部由家庭医生或高级执业护士组成；社区医院不具备影像设备；地方医院濒临破产；杰克逊市医院床位满负荷运转，出现了医疗瓶颈、患者积压和候诊时间长等问题。

根本问题显而易见。"我们需要把现有的医疗资源和专业能力带到乡村地区。"亨德森博士告诉我们，"我认为，我们可以培训致力于社区医疗的高级执业护士，并通过视频会议与急诊医生共同处理急救情况。我们全力以赴地投入全天候无休的急救治疗中，并将此作为远程医疗发展的起点。"[4]

在使命感的强烈驱动下，亨德森博士建立了以密西西比大学医学中心为核心的中心网络型架构服务提供体系，并利用科技将中心与各网点连接起来，这与印度 HCG 肿瘤医院和纳拉亚纳医院所做的类似。这个网络体系将最好的医生、专家和设备集中到密西西比大学医学中心这样的核心中枢，从而为患者提供重症治疗，同时让小镇上的各网点医疗机构配备有基本设备和全科医护人员。随着时间的流逝，这个项目在密西西比州的运作和在印度一样好。13 年来，亨德森博士在 1999 年设想的远程医疗网络已经服务了超过 50 万名患者[5]。而通信设备也由最初的将电视机连接到 T1（1.54Mbit/s 网速）线路，逐渐发展为无线通信，借助慢性病患者家中的平板电脑交流。通过这些平板电脑的健康数据记录，医生们每年可治疗当地 10 万多名乡村患者，而且治疗效果可与在杰克逊市密西西比大学医学中心的患者相媲美。

中心网络型架构远程医疗体系对当地医院也是一大福音。这样的远程医疗系统减少了患者转院，将当地医院的住院人数增加了 20%，并将医生的成本减少了 25%[6]。这让一些面临关闭的小医院得以维持下去。

"木兰花州"受限的医疗可及性

密西西比州又被称为"木兰花州"，该州是美国生活水平较低的地区之一。在 21 世纪初，该州的家庭收入中位数是美国所有州中最低的，300 万居民中约有 21% 的居民经济状况处在联邦政府所定的贫困线以下，其中包括 246000 名儿童。仅有 21% 的成年人拥有本科学历，且一半以上的人生活在资源和机会有限的乡村地区[7]。

该州的居民健康和医疗健康服务状况尤其令人担忧。密西西比州 25 年来一直处于或接近于联合健康基金会对美国各州健康排名的末位。2016 年的排名报告显示，密西西比州的婴儿死亡率和早产死亡率最高，糖尿病和心血管疾病的病死率最高，癌症病死率第二高，并且报告显示的遭受"频繁的身体或精神困扰"的人数令人震惊[8]。

长期以来，医疗健康服务的供给一直是主要问题所在。2015 年，美国联邦基金会依据 42 项医疗服务指标对各州进行排名，密西西比州位列最后。那年，该州拥有的人均全科医生人数少于其他任何州，而且只有一家顶级医院：密西西比大学医学中心。该州 65 岁以下的成年人中，有 22% 的人没有医疗保险，而且因无法负担医疗费用而得不到医疗救治的成年人的比例最高。在可及性、预防与治疗、可避免的医疗费用与资源消耗、健康生活和医疗平等等方面，密西西比州一直居于排行榜末位[9]。

1999 年，当克里斯蒂·亨德森博士刚开始工作时，密西西比大学医学中心的医疗服务与密西西比州乡村地区医疗服务之间的差距令人震惊。有些乡镇甚至没有一位医生，整个州只有99家能提供急救医疗服务的医院，其中3/4在乡村地区。这些医院中有许多是"关键可及医院"（经美国医保局认证的医疗资源贫乏的乡村医院），也就是说，医院床位少于25张，其方圆56千米之内没有其他医院。他们没有专科医生，也不做手术或分娩，而且根据法律规定，关键可及医院只能有限提供急诊治疗住院服务。在1999年，这些关键可及医院中甚至没有一家安装了呼吸机[10]。

社区医院比乡村医院高一个等级，其人员配备更多，通常由心脏病专家、儿科医生及内科医生组成，但没有应对急救情况或专科治疗所需的技能和知识。对许多乡村医院而言，短期劳务外派医生填补了专业能力缺口，这些医生往往会过来出差几天然后离开，但他们遗留下来的问题可能和解决的问题一样多。这种方式成本高、效率低，并且在建立医院与社区之间的信任关系方面无济于事。尤其是对于慢性病患者，依赖这些短期劳务外派医生是不可靠的。

"我们看到了来自州内各个地方的人，他们因为医疗服务的不连贯和延误出现了不良医疗结局。"亨德森博士说，"现有的医疗健康服务系统不是那么好用，不能引导我们比较容易地实现健康目标或管理自己的健康。在密西西比州，这种情况被扩大，这里65%的患者必须开车40分钟才能看得上专科医生。"

对我们来说，密西西比州看上去与印度很像：乡村人口众多，贫困人口分布广泛，医生和医疗设备资源短缺，与优质医院和专家的距离远，医疗服务可及性不均匀。这是一个穷人和富人分离的体系，一个运转不灵的体系，一个适合创新的体系。

科技的杠杆作用

当亨德森博士观察急诊室的繁忙工作时，她注意到了一些不同的事情。她发现该州最训练有素的专科医生每天都与急诊室的高级执业护士分享他们宝贵的医学知识，以帮助护士照顾急诊患者。

她想：为什么我们要让这个现象止步于此？

"我觉得有必要分享我们正在做的事情，"亨德森博士说，"我认为我们可以分享给更多的人。我心中已经有了打算和目标，只需要列出到达目标所需要的任务清单，并且坚持将它们做完。"

亨德森博士还有一个想法，那就是利用科技复制她在密西西比大学医学中心每天看到的知识实时共享场景。杰克逊市的医疗资源将通过 T1 线路把声音和视频实时传输到当地医院，并由受过专门培训的高级执业护士在那里处理，而不是让创伤患者忍受数小时的长途奔波前往杰克逊市，或让短期劳务外派医生一路颠簸进入乡村。只有那些需要额外特殊治疗的患者才会被带到密西西比大学医学中心。这是一个聪明的想法，通过远程医疗的中心网络型架构来提供优质的医疗服务。

"这一切都是在迫切需要的情况下建立起来的，真的。"亨德森博士说。

> 我们看到了挑战：我们只有这些资源，那么如何提供医疗健康服务？唯一的方法就是使用简单的视频会议来连接两地，将这里的资源通过虚拟的网络传播到那里。在那里，我们会使用本地社区的医疗服务专业人员。以密西西比州的贝尔佐尼市为例，我们不会试图说服昂贵的专科医生居住在那里，而是借助那里的家庭医生和高级执业护士。我们会充分利用现有资源。

亨德森博士在上级医生罗伯特·加利（Robert Galli）的鼓励下起草了一份提案，里面介绍了从杰克逊市急诊科到社区医院 T1 线路的远程医疗网络体系。她咨询了 6 年前成立的美国远程医疗协会，并听取了该领域开拓者的相关意见。尽管该协会提供了许多远程医疗服务的示例，但这些示例并没有涉及急救医疗，而这方面正是亨德森博士所希望提供的。另外，该协会其他成员使用的设备很昂贵，显示器和软件标价数万美元。亨德森博士认为她可以尝试成本较低的方案，而且她知道科技产品每年都会变得更好、更便宜。

亨德森博士和加利医生，连同这个团队的技术专家格雷格·霍尔（Creg Hall）先生，不断学习采购方面的知识，还咨询了医学专家，试图寻找质优价廉、易于使用的设备。然后，亨德森博士向美国电信运营商 AT & T 和 C Spire 提出了自己的想法，让该州可以享有特殊优惠。他们直接购买了货架上的电视机（无须定制或特定功能），并将它们连接到 T1 线路上。他们买的电视机也不是很花哨的那种。

"我们真的把那些老式的盒式电视机放在手推车上，"亨德森博士回忆，"当我后来看照片的时候，感觉这很滑稽。但那时没有任何模型可供参考。"为了确保该系统能够在长距离传输时提供足够的分辨率，大学教师还尝试通过卫星电话将其连接到他们能想到的最遥远的地方：一个位于卢旺达首都基加利的诊所。他们成功了！

亨德森博士很开心，但她知道技术不是最大的挑战，真正的挑战在于医疗健康服务体系本身，而事实证明她的担忧是有道理的——医院和整个医疗界对该项目都持保守态度。"这不是他们认知中的方法。"亨德森博士向我们解释道，"原来的商业模式是把人们带到医院和诊所，而不是把服务推向社区和家庭。"

怀疑和抵制

在 1999—2002 年这三年中，亨德森博士一步一步地努力克服了障碍。她与州医疗和护理委员会的成员沟通，向监管机构解释了远程医疗的潜力，尽管监管部门也看到他们目前监管的医疗体系存在明显缺陷，但许多人就是不愿改变现状。一些人担心，如果医生和患者之间没有实在的接触，就无法提供有效的医疗服务。其他人则担心该技术的可靠性及高级执业护士的能力。

当时，高级执业护士的执业环境受到限制，亨德森博士作为一名高级执业护士，对医生和护士会抵制这种扩大护士职权范围的尝试并不感到惊讶。但亨德森博士知道，她可以与学术医学中心合作，制订一项培训计划，从而提升乡村护士的技能水平，还可以借助他们宝贵的当地知识和患者对他们的信赖感。

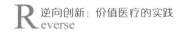

一些质疑者对远程医疗的潜力充满期待，但他们担心最先开展急救医疗的远程医疗服务风险较大，因为这个领域没有允许出错的余地。而最令人担心的是密西西比大学医学中心会吸走当地医疗从业者的患者。

"这与我们想要做的完全相反，"密西西比大学医学中心远程医疗中心的负责人迈克尔·阿德科克（Michael Adcock）说，"我们正努力将患者留在社区中，并让他们在家附近治疗。我们希望患者在绝对需要的情况下才来密西西比大学医学中心，而在大部分情况下，他们并不需要[11]。"

亨德森博士回忆道："当时反对的声音有很多。"

亨德森博士还设计了一项具有深度的计划，培训全科医生和高级执业护士更好地识别和治疗急诊患者。她没有偷工减料，培训体系很完整，包含急诊医学系教师提供的课程和临床实践环节。培训有笔试和临床考核指标，要求每个从业者在监督下执行列出的操作，并在创伤中心进行最终考核，所有类型的急诊患者均会被覆盖。

2002 年，州医疗和护理委员会与亨德森博士达成最终协议：如果亨德森博士和她的团队同意每季度向委员会提交患者结果报告，他们可以将 3 家医院与医疗中心联系起来。之后，更多的好消息接踵而至。亨德森博士的远程急诊计划从一家名叫 Bower 的私立基金会那里获得了 26 万美元的启动资金。2003年 10 月，该远程医疗网络投入使用。亨德森博士也是从那时开启了她的远程急诊医疗计划。

使命感：社会责任心和商业头脑

在接下来的八年中，亨德森博士通过辛勤的工作和坚定的信念建立了一个中心网络型架构远程医疗体系。她没有专职工作人员，也没有医院给的预算，但是她有毅力和强烈的使命感。亨德森博士说她只是做了她必须做的事，但密西西比大学医学中心的阿德科克主任说她只是决不妥协。

"她是个意志坚定的开拓者，"阿德科克主任说，"她相信这是正确的事，并全力以赴去实现，而最终她也做到了。"

获取资金是困难的，但是与 3 所社区医院的合作网点启动后，资金就开始不断流入。虽然没有来自私募股权投资者、美国国家卫生研究院（National Institutes of Health，NIH）或美国国家科学基金会（National Science Foundation，NSF）的大笔资助，但资金还是有的。2004 年，Bower 基金会又提供了 405000 美元。2006 年，美国农业部（the United States Department of Agriculture，USDA）资助了第一笔大额资金，在接下来的几年，资助总额达到了 240 万美元（为什么会有来自美国农业部的资助？因为它关注乡村发展并为乡村电信设施提供资助）。亨德森博士还通过普遍服务基金（Universal Service Fund，USF）开展的乡村医疗服务计划，获得了联邦通信委员会（Federal Communications Commission，FCC）的帮助。

资金被用于培训和建立网络系统。亨德森博士定期与 AT & T 和 C Spire 电信公司的代表会面，既是安排新的 T1 线路连接，又是为了了解这些公司较新的高速缆线的铺设位置。亨德森博士通过追踪这些路线来寻找最近的关键可及医院和社区医院，然后驾车横穿全州前往那些医院进行劝导。

由于当时密西西比州的医疗保险公司拒绝为远程医疗服务提供者提供保险（当时没有支付远程医疗服务的机制），所以亨德森博士设计了混合支付方案。该支付方案的操作方式如下：保险公司向当地的接收医院支付当地提供的医疗服务，例如实验室检验、设施使用和高级执业护士的医疗服务时间，然后由当地医院每月向密西西比大学医学中心支付基于远程咨询服务小时数所产生的"诊疗费"，从而覆盖了在杰克逊市为网点机构提供服务的值班医生的服务费。这是一个聪明的解决方案，它也证明了中心网络型架构远程医疗体系可以与传统的按服务付费系统兼容运作。

乡村医院开始同意签约，远程医疗网络也开始降低成本，增加收入。越来越多的患者在接受远程医疗网络治疗后就能直接从当地医院出院（截至 2013 年，这一比例为 57%）。部分患者则被转移到设备更好的地区医院（2013 年占 22%）[12]。而其余的则住进了社区医院或关键可及医院，他们不

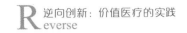

用像密西西比大学医学中心的患者那样每天花费 10000 美元，也不用像社区医院的患者那样每天花费 7500 美元，在关键可及医院的住院费用不到 5000 美元。

阿德科克主任说："患者在当地接受医疗服务的话，费用要便宜得多。而且在杰克逊市，我们一直都很忙。我们宁愿患者在其他地方得到照顾，这也可以为真正需要在这里的人腾出病床，比如一个复杂的创伤患者或一个肾移植患者。这样也能填满当地医院的病床，那些医院的患者往往太少，无法维持运作。这是双赢的局面。"

通过这种方式，在参与医院的积极汇报下，远程医疗网络快速建立起来。亨德森博士对以价值为导向的医疗服务中的"价值"的透彻见解也有益于远程医疗的发展。价值不仅体现在挽救创伤患者的生命，尽管那是最初的动力，价值也不只是为患者节省成本，对于密西西比州饱受困扰的医疗体系和乡村地区来说，价值也意味着能够挽救这些地区的医院。

"我们最终将其中一些小型关键可及医院提升到了不同的水平。"亨德森博士说，"这个结果远远超出了远程医疗咨询的范围，并形成了纽带，在这条纽带下我们尽一切可能支持这些医院。这又变成了一个系统，它将原本相互竞争的医院聚集在一起，以填补彼此的空缺。"她在 2015 年的《远程医疗》（*Telemedicine*）杂志上说："当乡村医院不得不处理那些风险大但少见的患者，比如中毒的孩子，溺水的患者或多起车祸的幸存者时，我们就在他们身边。"[13]

扩展网络到急诊以外的服务

2008 年，当密西西比大学医学中心开始在远程医疗网络中增加急救医学以外的其他专业时，网络医院的价值进一步得到了提升。现在，远程急诊网络拥有合适的基础架构和十几家参与医院。密西西比大学医学中心还拥有一个单独的存储转发系统，通过这个系统，乡村医院能将心脏医学影像发送到杰克逊市，然后由那里的专家进行读取。那为什么不利用这些能力以电子化的方式向乡村医院提供其他专业服务呢？

通过扩展服务范围，亨德森博士注意到的另一个问题也得以解决。许多乡村诊所常规性地将他们的患者转诊给杰克逊市进行专科医疗服务，比如心脏病检查、皮肤科咨询等。亨德森博士确认了转诊率最高的诊所，并拜访了他们。"我们会说，嘿，你们镇上有很多患者来看我们的心脏病专家。"她回忆道，"我们搭档合作如何？让患者待在这里，我们把心脏病专家通过网络带到你的诊所。"

随着网络医院横向发展，一个又一个乡村诊所和医院参与进来，密西西比大学医学中心也扩大了服务项目，2008 年增加了远程精神病学服务，接下来是放射学、病理学和心脏医学，之后又是眼科、产科、新生儿科、透析科、皮肤科和呼吸科。2011 年，密西西比大学医学中心正式启动了远程医疗中心，该中心将原来的远程急诊（TelEmergency）计划与所有新的远程医疗服务结合起来。

在扩大服务范围时，亨德森博士会谨慎地避免侵占当地专科医生的业务空间。她会先梳理密西西比州的执照记录，整理出当地已有的相关专科医疗服务，并在有空缺的地方提议引入远程网络。

"我们会先找到 6 个没有皮肤科医生的乡村区域，"她为我们举例，"然后，我们会和 2 家诊所签约提供该服务。通过这样的做法，我们没有遭遇过抵制。我们是在加强医疗服务，而不是夺走他们原有的。我想建立的是一个合作模型。"

随着服务的多样化，支付方式也在改变。密西西比州的保险公司仍然不愿支付远程医疗咨询的费用，因此，网点医院继续按月向密西西比大学医学中心付款。但是该费用是根据医院或诊所签约的特定服务内容定制的，一方面所有网点医院需要支付"管理费"，这是为了支付密西西比大学医学中心的科技和人工成本，另一方面网点医院还需要根据专科服务的数量和咨询时间支付"诊疗费"，费用按公平的市场价计算。随着网络的扩大，每家网点医院分摊的管理成本下降了，节省下来的钱也就留给了当地医院。

"我们努力使成本和收益达到平衡。"亨德森博士说，"我不会说这份工作像玫瑰花园般浪漫，有很多次我都以为我会被撵出会议现场。"

但是，亨德森博士实现了医疗健康服务中"一箭三雕"的效果。一则社区医院受益，他们可以获得实验室检验或诊断性测试的工作机会。二则患者受益，他们不必走那么远去看专科医生。三则杰克逊市的专家受益，他们可以每个月从当地收取诊疗费用。

新的远程医疗业务还让一些小规模医院的财务状况得以改善且免于倒闭，并且让企业对这些乡村地区产生了兴趣，因为这些企业的首席执行官之前一直不愿将员工转移到医疗荒地。不久后，该州在招商引资时，就把密西西比大学医学中心的远程医疗网络作为卖点。

"克里斯蒂所做的一切使我们的社区医院能够为当地居民提供更好的医疗服务。"密西西比州乡村医疗健康协会执行理事瑞安·凯利（Ryan Kelly）先生说，"这使更多的患者可以在家附近获得成本更低的医疗服务，而且效果更好。每一方都得到了好处。"[14]

护士企业家向前冲

无论是印度还是美国，所有以价值为导向的典范医院都是由身处组织重要位置的人所带领的，像是创始人、首席执行官、内科医生和外科医生，这些人通常在世界一流大学接受教育，而且大多数是男人。就一点看，亨德森博士确实与众不同：她是一名护士，一个女人，在亚拉巴马州出生，在密西西比州长大。

但亨德森博士在理解远程医疗网络两端的文化方面有着巨大的优势：她对作为中枢的密西西比大学医学中心了如指掌，也能对网络各服务站点的普通护士和高级执业护士的困境产生共鸣。她的思维也很开放。她没有在最神圣的医学殿堂里受过洗礼，对权力核心的反对意见——"那不是我们在这里做事的方式"——也无动于衷。

事实上，亨德森博士的中心网络型架构医疗健康服务解决方案确实与大部分美国著名医院所采用的模式不同。后者是一种"医院建造加上品牌输出"的服务提供模式，这种模式通过增加中心的床位和诊所，或吞并社区医院，在网点机构重复提供医疗服务的方式来打造医院自身的业务能力。通过这种方式，医院希望利用他们的品牌来吸引客户，并排挤竞争对手，以确保最大限度地提高与保险公司的议价能力。

"医院建造加上品牌输出"的模式也受到过批评，比如塔夫茨医疗中心荣誉首席执行官和董事会副主席埃伦·赞恩（Ellen Zane）说，"很多迂腐的医院首席执行官仍然抱着一种'越大越好'的心理，他们喜欢由大量砖块和灰泥搭建的建筑实体，他们喜欢拍着胸脯声称他们的医院无所不包。这些医院需要明白，这不是一个人应该揽下的活儿。"[15]

尽管如此，密西西比大学医学中心的中心网络型架构远程医疗体系还是存在一些"医院建造加上品牌输出"模式所没有的挑战。数据共享就是其中之一。这是一项关键功能，但它不仅引起了与《健康保险隐私及责任法案》（HIPAA）相关的种种忧虑，还带来了许多实操上的问题。在21世纪初，电子档案在美国还是一个新事物，当时还没有患者信息集中存储库，甚至没有共享的计费系统。除了密西西比大学医学中心的两家姊妹医院，密西西比远程医疗体系中的所有合作医院都是独立的企业，他们之中一些由乡镇运营，其他则由大型医疗系统运营。每个医院都有自己的财务预算和患者信息记录系统。亨德森博士认为她需要保持清晰简单，因此她选择只共享那些必须共享的记录，然后等待联邦政府的法令和来自市场的压力所产生的更好的解决方案。

随着时间的推移，科技和网络带宽的提高使数据传输更容易，它还使计算机、显示器和软件价格更便宜。"一切都变得更小、更轻、更快、更便宜，"密西西比大学医学中心的阿德科克主任说，"55英寸的显示器原本是10000美元，现在是500美元或600美元，分辨率提高了，存储空间也大大增加了。"稳定性也得到了提高。到2013年，密西西比远程医疗网络因技术问题出现的网络停机时长下降到原来的0.00025%。随着远程医疗网络的扩大，亨德森博士看到了规模效益，每家网点医院的维护成本在不断下降，这使得密西西比大学医学中心可以进一步降低向网点医院和诊所收取的费用。

"我们学到的一件事是：任何创新事物要想被采用，必须要很容易操作。"亨德森博士说，"它必须被证明具有真正的价值，不仅要有临床效果，还要有效率，另外财务上也必须可以支持。变革上确实有文化的障碍，但是如果可以使新流程更容易、更好和更便宜，那么就没有理由不采用它。"

密西西比大学医学中心作为教学医院也起到了一定作用。亨德森博士启动该远程医疗网络以来的 14 年中，已有 10 个班级的医生从该医院毕业，而密西西比远程医疗——这个运作良好并被证明具有高效益的服务系统，是他们接受的医疗培训的核心。很多从密西西比大学毕业的医生都曾在远程医疗中心做过规培生或者专培学者。这些医生后来也把这个项目的相关内容传播给其他医院，在密西西比州各地的医院里充当远程医疗服务的使者、助推器和实施者。从这个意义上看，教学医院是医疗创新的完美复制者，是促进传播的使者。

密西西比州远程医疗面临的主要障碍是保险公司和州政府的监管部门，他们不愿为远程医疗咨询付费，理由是担心质量控制和按项目收费服务的支付方式。尤其是州立法者，他们对此毫不客气。"我们不需要那个，"他们告诉亨德森博士，"我们负担不起。这不是我们的常规操作。"

于是亨德森博士做了她一直做的事：列了一张单子。然后整理了一个方案，并前往州政府大厦去争取这些立法者的支持。

"每个立法者都有他们关注的领域——监狱、学校或小型企业发展。"亨德森博士回忆道，"因此在与他们会面前，我会找出他们所关注的议程项目并进行一些研究。然后确切地告诉他们远程医疗将如何影响监狱、教育系统或其他他们所关心的议题。我还没发现哪个领域不会因为远程医疗而得到好处的。"

直到 2 年后，州立法机关才授权进行改革。2012 年，立法通过。次年，密西西比州州长菲尔·布莱恩特（Phil Bryant）先生签署了法案，要求公立及私营保险商以与普通医疗服务相当的比例报销远程医疗服务费用。现在远程医疗计划正式归入"按服务项目收费"系统了。

"在那之后，"阿德科克主任说，"远程医疗网络才真正成功了。"

最终，亨德森博士赢得了许多批评者和怀疑者的支持。她最有力的武器是毅力，但最有力的弹药还是数据。

终极网点：居家服务

10年来，与密西西比大学医学中心关联的服务网点一直是密西西比州乡村城镇的当地医院、诊所和社区卫生服务中心，但2012年该州通过了立法，要求保险公司承保远程医疗咨询，这之后便萌发出了更多的可能性。在接下来的4年中，医疗服务网点迅速增长。医疗网络延伸到小学，帮助学校护士治疗学生的疾病和创伤；延伸到高中球场场外，帮助教练及时识别脑震荡伤害；延伸到大学，为大学生提供心理健康咨询；延伸到监狱，为患艾滋病的囚犯提供循证治疗。

尽管密西西比州的远程医疗服务扩展到了这些机构，但亨德森博士依然觉得她和她的团队还只是探索到远程医疗潜力的表层。她在考虑像鲁尔维尔（Ruleville）小镇这样的地方。

鲁尔维尔位于密西西比州，是密西西比三角洲的一个小镇，距离杰克逊市约有2个小时的车程，人口约3000人，其中37.7%的居民处于贫困状态。非洲裔美国人占该镇人口的80%以上，同时占贫困人口的80%以上[16]。许多居民在当地的加油站购买日常食品杂货，而在加油站出售的食品是根据保质期而非健康性来选择的，食品中通常含有大量糖分。2014年，该镇居民的糖尿病患病率高达13.2%。这里是该州乃至全美国糖尿病发病率最高的地方[17]。

同年，鲁尔维尔小镇被选入试点计划。该计划将密西西比大学医学中心远程医疗网络的范围扩展到慢性病患者家中，从糖尿病患者开始试点。该计划得到了州长布莱恩特先生的支持，由密西西比大学医学中心、英特尔–通用电气医疗保健合资公司（Intel–GE Care Innovations）、C Spire电信公司和位于鲁尔维尔小镇的关键可及医院等合作开展。

与大部分慢性病一样，糖尿病的治疗费用昂贵。2012年，该州在12%的糖尿病患者身上花费的相关医疗费用达 27.4 亿美元。根据美国糖尿病协会的数据，整个美国在糖尿病患者的直接医疗服务上每年花费约 1760 亿美元。据该协会估计，美国每年因糖尿病而丧失的生产力成本为 690 亿美元[18]。哈佛大学公共卫生学院认为，全球范围内的糖尿病医疗费用每年为 8250 亿美元，并且还在迅速增长。

而像糖尿病这种慢性病通常需要每天进行监测，所以那些不常看医生的患者很难得到治疗，这一患者群体包括大部分居住在密西西比州南部乡村的居民。糖尿病尤其难以治疗，因为患者关于饮食和运动习惯的自我报告一般是不可靠的。有时患者会误读他们的检测结果，有时他们会记错，有时他们会直接撒谎。由密西西比大学医学中心推动的糖尿病远程医疗计划向试点计划中的 200 名糖尿病患者提供了平板电脑，通过互联网将其连接到密西西比大学医学中心，消除了这种误差。每天，参与者将他们的血糖、血压和体重输入平板电脑的软件中，由此专科医生可以远程跟踪他们的疾病进展。这些数据不会说谎。

"当患者检查血糖水平时，相关数据会通过蓝牙传输到我们的团队。"亨德森博士说，"如果这些数字出现异常，糖尿病健康教育者或护士会打电话给患者，说，'嘿，我发现您的血糖低，您可以吃点东西，我过一会儿打给您，然后看看我们如何确保这种情况不再发生。'"

在纳拉亚纳医院，患者及其家属接受培训以完成通常由医院工作人员执行的任务。与之相似，密西西比大学医学中心的远程医疗团队会分发宣导性资料，包括一系列可以在平板电脑上观看的两分钟短视频。

和那些征募社区卫生服务工作者的印度典范医院一样，该团队培训了鲁尔维尔小镇的一些居民，让他们担任邻居的健康顾问。"当地的顾问可以告诉他们，'去这样或那样的杂货店，在那里你可以买到健康的食物。'"亨德森博士解释，"这是我们计划中的一个关键点。"

每个参与者都会被指定到一名护士那里，这名护士可以得到来自糖尿病健康教育者、药剂师和营养师组成的团队的支持。由于大部分慢性病患者都有并发症，因此设计这些团队的目的不仅仅是管理糖尿病这一个疾病。

"慢性病的管理失败大部分与缺乏用药依从性有关，而这确实会对患者的健康结果产生巨大影响。"亨德森博士说，"通过让人们每天回答问题并完成生命体征测量，我们能够获得令人难以置信的用药依从性。"

从我们的角度来看，密西西比大学医学中心的糖尿病远程医疗计划与印度德干医院针对终末期肾病患者的家庭腹膜透析类似，而且其结果同样令人印象深刻。

远程医疗服务的价值

密西西比大学医学中心糖尿病项目的 93 名首批参与者都认为他们的疾病首次得到了控制。所有人的体重都减轻了，并且都感觉好些了。项目主办方最初希望在一年的时间里，75% 的患者的血红蛋白 A1C 能降低 1%。但仅在六个月后，他们就发现患者的血红蛋白 A1C 平均下降了近 2%。除了一名在刚列入管理时就已住院的患者，其他参与者都不需要住院治疗糖尿病。服药依从率惊人地高达 96%。

经济指标同样令人满意，尤其是考虑到 30% 的参与者未投保，另外 30% 的参与者投保不足时。虽然提供的服务是免费的，而且平板电脑也未归还，但州政府还是可以节省许多成本。

"有些人可能会问，'如果我给这些人这些科技装备，在经济上会亏损多少？'"亨德森博士说，"我们发现我们节省了钱，因为我们避免了他们进入急诊室的情况。这些人每年都要来急诊室 4 ~ 6 次，他们使用我们的资源，却无力支付。现在他们可以在家中通过一个简单工具包得到服务。"

阿德科克主任估计，在最初六个月，每位患者的急诊室成本在下游节省了 3300 美元。一项独立研究预测，如果仅将密西西比州内控制不达标的且接受医疗补助的糖尿病患者中的 20% 纳入该计划，该州每年将节省 1.89 亿美元[19]。该试点计划还节省了 15000 千米的患者驾驶里程，并发现了 9 例眼底病变的糖尿病患者——这些患者原来可能无法得到诊治[20]。正是有了这些非常规指标，

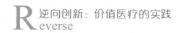

以价值为导向的医疗服务的一些潜在价值才得以体现。

2014 年，克里斯蒂·亨德森博士作为以价值为导向的中心网络型架构医疗服务项目的首席设计师，成了当地的英雄。该项目成效显著，同时为美国政策改革奠定了基础。亨德森博士的成功引起了密西西比州国会代表团的关注。那一年，国会代表团帮助成立了互联医疗联盟（Alliance for Connected Care），这是一个远程医疗游说组织，并提出了扩大远程医疗服务支付费用的法案。2015 年，亨德森博士应邀参加了两个美国参议院委员会会议，为联邦政府层面的医疗政策修订作支撑。

"我们在密西西比州建立的系统当然可以复制，"亨德森博士说，"不过一定要理解，这项工作要求的不只是科技，还有人员和流程。"这种项目需要长期的培育，需要形成友好关系与合作，而且必须在关键利益相关者之间达成共识。这不是一个轻松的旅程，但是可以做得到。

"我们的医疗改革迫使我们的系统受价值驱动。"亨德森博士说，"我们正朝着按人头付费的方向发展，也让消费者更多地参与他们的治疗。在未来的 5 年，我们将看到更多的可穿戴设备、可吞咽设备、可溶解设备、机器人、人工智能和精准医学的使用。观察这一切将如何改变医疗体系是一件非同寻常的事，我们正处于这样一个出发点。"

远程医疗的未来

2017 年，在迈克尔·阿德科克主任的指导下，密西西比大学医学中心的服务计划不断扩展。远程医疗中心采用了一项技术，用以监视患者应对慢性阻塞性肺疾病、高血压、肾脏疾病及许多其他慢性病的过程。

由于远程医疗政策和立法的改变，密西西比州成为仅有的七个获得美国远程医疗协会 A 级评级的州之一。密西西比大学医学中心满意度调查显示，有 93% 的患者对系统感到舒适或非常舒适，有 85% 的患者对治疗的评价为好或优秀。在医院管理人员中，100% 的人都认为医疗服务水平有所提高或维持不变[21]。

自 1999 年亨德森博士首次设想建立一个远程医疗网络，为医疗服务不足的人群提供高质量的医疗服务之后，美国医疗服务可及性有所改善，但仍有许多地方医生太少而慢性病患者太多。例如，在得克萨斯州，2015 年有 35 个乡镇没有医生。放眼整个美国，有 6000 万人，即 1/5 的人口居住在被联邦卫生资源与服务管理局归为卫生资源短缺区的地区。

就像我们在印度典范医院中观察到的，以及克里斯蒂·亨德森博士在密西西比州实现的一样，这些人都可以从医疗服务创新中获益。我们没有必要重新发明新模式。

密西西比大学医学中心的经验教训

为什么值得推广？

- 美国有 6000 万人（1/5 的人口）生活在医疗健康服务专业人员短缺的地方。除了帮助这些服务不足的地区，城市中心医院还可以通过远程医疗将城市中心与郊区医院或卫星医院及设施连接起来。

- 远程医疗不仅降低了成本，还提高了便利度和患者满意度，并推动了乡村医院的发展，否则这些小型医院可能濒临倒闭。

如何推广？

- **根据基层供需创建以患者需求驱动的网络**：这是一种真正自下而上（草根）的方法，该方法由需求驱动，而不是自上而下。另外，请勿使用千篇一律的方法，应根据不同地理和人口情况需求进行自定义。不要在每个服务网点都设置所有的专科远程医疗服务，根据乡村地区的需求量身定制提供所需的服务。另外，请勿侵占在网点社区已有的医疗服务或与其形成竞争。如果某家乡村医院将过多的患者转诊到密西西比大学医学中心进行心脏病检查，那密西西比大学医学中心就会把这家医院定为进行远程医疗咨询的理想选择。但若有专科医生（比如皮肤科医生）已经在附近的乡村地区执业，则密西西比大学医学中心就不提供该专业的远程医疗服务。

- **要让远程医疗负担得起（因此不要在科技上过度投资）：** 在美国现行监管框架下做到远程医疗经济上的可持续，要做好远程咨询费用有可能不会被补偿的准备。密西西比大学医学中心向各服务网点收取了一定的"服务费"，但结果证明，物超所值。

- **在中心专科团队和各服务网点之间建立关系：** 密西西比大学医学中心将乡村诊所的高级执业护士带到杰克逊市，经过严格的培训计划，使他们知道如何使用远程医疗。这也使密西西比大学医学中心与乡村诊所的医生和护士之间建立了牢固的信任关系，使网络共享信息变得更容易。当患者不得不从服务网点转移到密西西比大学医学中心时，医患交接程序也有所改善。所有这些都促进了远程服务的广泛使用（要知道，密西西比州的医院是独立运营的，一些是私立医院，另一些是公立医院，但克里斯蒂·亨德森博士却能建立起一个运转良好的网络体系）。

- **注意科技的人性化方面：** 远程医疗不仅是要掌握技术，更多是与组织革新有关。重要的一点是系统的每一方都能受益，这样他们才能积极拥抱革新。密西西比大学医学中心克服了许多障碍，比如医生担心远程会诊中的质量控制，乡村医院担心失去患者，以及乡村医院的高级执业护士的能力受到怀疑，等等。

- **通过成功的自下而上创新催化出自上而下的监管变革：** 从不同的利益相关者（医院、公民、保险公司、监管机构和地方社区）中获得支持，从而更改州立法，获得远程医疗咨询费用补偿。克里斯蒂·亨德森博士在创造了阶段性成果后，与州立法者取得了联系，选定主要立法者所关注的项目，并演示了远程医疗将如何改善这些项目的结果。

第六节
提高无医保者的医疗可及性
阿森松医疗集团

我们现存的是一个为美国中产阶级服务的医疗健康系统。我希望我们可以参与创建一个支持所有人,包括最贫困和最脆弱人群的医疗健康系统[1]。

——安东尼·R.特西尼,阿森松医疗集团总裁兼首席执行官

1828 年,密苏里州圣路易斯市的天主教主教向位于马里兰州埃米茨堡（Emmitsburg）的慈善修女会（一个近 200 年前在巴黎成立的一直为病患和贫困人群服务的天主教妇女协会）发出了请求。这位主教很忧虑,他看到在过去 10 年中圣路易斯市的人口增至 3 倍,达到了 5000 多人,但是没有地方可以治疗饱受伤病痛苦的患者。慈善修女会中会有人愿意将她们的使命带到遥远的密西西比河这里吗?

最后,有 4 位修女愿意冒险踏上这近 1280 千米的旅程,她们出发时只有马车和祈祷。她们之后建立的圣路易斯医院不仅是密西西比河以西的第一家医院,也是美国第一家天主教医疗服务机构,并且是第一家由女性运营的医院。该医院忠于慈善修女会的使命,承诺为患者提供服务,无论他们的支付能力如何。

之后,慈善修女会（后来称为"慈善女儿会"）将圣路易斯医院与其他天主教医院合并,1999 年慈善女儿会全国医疗健康系统（Daughters of Charity

National Health System）与总部位于密歇根州的圣约瑟夫修女医疗健康系统（Sisters of St. Joseph Health System）联手创建了阿森松医疗集团。这是一个广泛分布的医疗服务系统，其出资人是罗马天主教会的一个机构，即阿森松医疗健康事工（Ascension Health Ministries）。从那以后，阿森松医疗集团进行了一系列合并与收购。现在该系统包括141家医院和2500个服务点，是美国最大的非营利性医疗系统和世界上最大的天主教医疗系统。2016年，它拥有320亿美元的资产及近230亿美元的营业收入，超过了通用磨坊（General Mills）或孟山都（Monsanto）公司。

尽管历经转变，阿森松医疗集团仍然忠于初创时的使命。阿森松医疗集团很像印度典范医院，它致力于提供高质量、低成本的医疗健康服务，尤其是在没有保险的贫困人群和弱势群体中。在阿森松医疗集团的使命声明中，该组织表明了为医疗服务保障不足的人群提供服务的职责。

> 我们致力于为所有人服务，尤其是贫困人群和弱势群体。我们追求以精神为核心的整体医疗服务，从而维持和改善个人及社区的健康。我们通过行动和言语倡导富有同情心和正义的社会。

与印度典范医院一样，阿森松医疗集团既有社会公益心又有商业头脑，从而孕育出了自律和效率。在阿森松医疗集团总裁兼首席执行官特西尼的领导下，该组织一直致力于不断提高医疗健康服务的效率，不但为未来基于价值的医疗服务竞争做准备，而且在其服务区域内尽可能地为更多没有保险和保障不足的人服务。为了确保能为没有保险者提供持续的服务，阿森松医疗集团必须以可扩展且财务可持续的方式进行运营。

阿森松医疗集团的成本创新包括：合并数家独立的天主教医院，从而建立全国性规模；设计标准操作，并分享最佳实践模式；将整个系统的供应标准化；集中采购，并利用批量采购来争取更多折扣；简化供应链，以提高工作效率；优化设备维护情况，以延长资本投资的寿命。由此产生的成本节省创下了纪录。到 2016 年，阿森松医疗集团每年仅在供应链领域就能节省 10 亿美元，占总收入的 5%。这些资金足以资助该集团实行一项影响广泛的社会公平新举措：2016 年，阿森松医疗集团采取了一项新举措，即为收入低于美国贫困线标准 1/4 的医疗保险保障不足的患者免除共付额。这一策略与印度典范医院类似，即根据患者的支付能力实行浮动费率制。这些医院都是通过激励人心的使命鼓励了创新，并创造这些医院以普通医院不能或不愿效仿的方式努力降低成本并提高质量的文化。

阿森松医疗集团还派遣了一批员工到印度研究纳拉亚纳医院的做法，并投资了纳拉亚纳医院在开曼群岛的合资医院，希望从中学习如何提高质量和显著降低成本。阿森松医疗集团十分清楚逆向创新可能带来的可观成效。

在开始的时候

阿森松医疗集团成形于美国医疗健康体系的一个复杂时期，它成立于 1999 年，截至 2001 年已拥有 62 家急诊医院。2001 年，美国国家医学院（Institute of Medicine）发布的一个令人瞠目的"跨越质量鸿沟"的报告引发了人们的关注，其显示了在美国获得优质医疗服务可及性的悬殊差别，以及整个医疗系统总体医疗质量的平庸，其中包括许多不安全执业[2]。"质量"成为当时的流行语。

同时，天主教医院也突然在美国医疗健康市场上快速发展。营利性医院在这一时期（2001—2011 年数量增加了 46%）经常成为头条新闻，天主教医院（数量同期增加了 16%）也取得了进展。而其他非营利性医院的总数正在减少，包括公立医院（下降 30%）和非天主教宗教性医院（下降 41%）[3]。凭借对所有人提供优质医疗卫生服务的承诺，阿森松医疗集团处于绝佳时机，公司成立不到一年就制订了一个标语，抓住了公司的定位，即"有效的医疗服务，安全的医疗服务，无一人落下的医疗服务，一辈子的保证"。

但是这个刚起步的组织还有很长的路要走。该公司未来的总裁兼首席执行官特西尼（当时担任阿森松医疗集团的首席运营官）设想与他的同事一起创建一个现代化的、高度整合的医院系统，但阿森松医疗集团实际拥有的是一批老旧的社区医院。其中一些是关键可及医院，即位于偏远地区由政府补贴的小型急诊医院。剩下的大型城市医院也面临医疗服务成本以高于通货膨胀率 2 倍的速度增长的问题。许多医院过去是由虔诚的修女经营的，其中一些有一百多年的历史，这些医院使命高尚，但许多都濒临破产。那如何实现向现代化医院系统的转变呢？

这项工作交到了一支专业的管理团队手中，其中包括约翰·多伊尔。他于 1996 年加入了阿森松医疗集团的印第安纳州圣文森特系统，后来被调任到圣路易斯，成为组建新系统的首席战略官。约翰·多伊尔说，最初的几年确实令人望而却步，因为与印度典范医院（大部分管理者建立的是自己的医院）不同，阿森松医疗集团不得不与其收购的医院的传统运营方式和经营理念打交道。

"最初，我们并不知道是否能做到在系统内推动大规模变革，"约翰·多伊尔告诉我们，"我们拥有一个由 67 家医院组成的规模庞大的组织，这些医院仍在牢牢信奉着'规模很重要'的理念，但许多人甚至根本不确定他们是否想成为系统的一部分。"[4]

同样令人却步的是约翰·多伊尔没有在美国看到有效医疗健康系统的范例，他看到的是无尽的浪费和低效率。

"这个国家在医疗健康服务上花费了很多钱——每年 3 万亿美元，但与其他国家相比，并没有做到物有所值。"约翰·多伊尔说，"在美国，人均支出过多，而许多人又得不到医疗服务。因此我们有一个明确的认识，为了履行使命，我们必须做出改变。我们必须清楚规模和影响力会在哪些方面发挥作用，我们必须发现如何能管理好事务。更加根本的一点是，我们必须从一开始就搞清楚美国是否真的具有建立所谓'健康系统'的潜力。"在印度，这些障碍并未出现，因为那里的医疗服务市场不发达，沿袭利益很少，政府的监管也很宽松。举例来说，纳拉亚纳医院可以在不到 10 年的时间里从一家小型心脏病医院发展为一个功能完备的医院系统。但在美国，情况有所不同。

可预防的医疗缺陷、最佳实践和盈亏状况

在系统管理的首次实践中，阿森松医疗集团选择了质量把控。2002 年，阿森松医疗集团启动了一系列试点项目，目的有两个：第一，消除可预防的伤害和死亡；第二，测试机构的全系统变革能力。"从一开始，阿森松医疗集团就以质量为先。"阿森松医疗集团首席临床官戴维·普赖尔（David Pryor）医生说[5]。

"我们需要一个分支机构敢于站出来说'我们来试一试。'"约翰·多伊尔说道，"如果我们在其中一个优先行动上取得进展，就可以将学习到的经验梳理成体系，然后在整个系统中推广，这样我们就会表现得更像一个系统。值得注意的是，这项创始工作是由医师团队领导的。安东尼·R.特西尼向临床领导层承诺时定下了工作基调：'如果你们来带领，'他说，'我们将遵循。'"

质量把控将在 8 个方面优先展开：卫生保健组织鉴定联合委员会（现称为联合委员会）颁布的安全目标和核心措施、可避免的死亡、药物不良事件、跌倒、压疮（褥疮）、外科手术并发症、医院感染和围生期安全。该计划要求阿森松医疗集团系统中的每家医院都将重点放在前 3 个优先项上。然后，将剩余的 5 个优先项分配给 1 个或 2 个试点，该试点上的员工会发展出一套最佳实践方案。在这个过程中，集团鼓励医院与领先单位合作，比如医疗保健改善研究所（Institute for Healthcare Improvement，IHI）[6]。

比如，为了找到预防压疮的最佳方法，阿森松医疗集团与来自 IHI 和创伤、造口和失禁护理学会（the Wounds, Ostomy and Continence Nurses Society, WOCN）的专家进行合作。阿森松医疗集团在对待压疮上并没有特别大的问题，全医疗系统的压疮发生率为 7.6%，事实上比当时的美国平均水平还略低些。但是，阿森松医疗集团追求最佳实践，并借此进行机构纪律和团队建设，以弥合"质量鸿沟"。除此之外，与印度典范医院一样，阿森松医疗集团还有

另一个动机：节省成本。治疗压疮花费昂贵，光是在急诊环境中，美国医疗服务消费者每年就要花费 22 亿～36 亿美元。

阿森松医疗集团选择了旗下一家大型医院作为压疮的试点，即圣文森特医疗中心（St. Vincent's Medical Center），后更名为圣文森特河滨医疗中心（St. Vincent's Medical Center Riverside）。该医院位于佛罗里达州杰克逊维尔市，拥有 528 张病床，那里的压疮患病率为 5.7%，甚至比阿森松医疗系统的平均水平还要低。医院组建了一个庞大的多元化团队，包括 1 名首席护理官、1 名护士长、1 名教育人员、1 名药剂师、1 名营养师、2 名护士、2 名 WOCN 注册护士、1 名来自绩效改善部门的护士和 1 名长期护理教育人员。该小组查阅了有关最佳实践的现有文献，然后与 IHI 和 WOCN 的专家见面沟通，制订了变革蓝图。产出结果为一套指定的干预措施，由护士主任、护士长、临床资源协调员和各部门推动人在每周例会上进行讨论。

结果如何？从 2004 年 12 月到 2005 年 6 月这 7 个月里，圣文森特医疗中心的压疮发生率下降了 71%（压疮发生率低于 1%）[7]。试点验证成功后，同样的解决方案便被推广到阿森松医疗集团的 67 个急诊医院中[8]。

"从中得到的核心经验之一就是差异是质量的敌人。"约翰·多伊尔说，"如果我们的医疗服务提供人员消除了医疗差异，且能始终如一地执行，我们将进一步提升提供出色、高质量、低成本医疗服务的能力。"

按照清单继续进行下去后，其他 7 个质量把控方面的试点医院也得到了类似的改进。院内感染（即在医院诊治期间获得的感染）减少了一半，产伤发生率降至 0 或接近 0，跌倒发生率降低了 9.9%。截至 2004 年 6 月，试点医院的病死率下降了 21%，比预期计划提前了 3 年多，甚至比预期目标还低 6 个百分点。戴维·普赖尔医生说："同样令人激动的是整个系统的实施速度。"

"在两年半的时间里，我们一起做到了在统计学上消除可预防的伤害和死亡的 5 年计划目标。"他说，"事实上，当一家试点医院取得进展时，医院领导者就会与其他医院沟通，进展很快就在阿森松医疗集团整个组织中迅速传播开来。"

成本节省接踵而至，这再次证实了阿森松医疗集团的想法是正确的。正如阿森松医疗集团医疗事业部的首席财务官朗达·安德森（Rhonda Anderson）所说："我们相信质量确实可以驱动低成本。临床操作差异的缩小降低了再入院率和感染率，因而降低了医疗健康服务的费用[9]。"质量的改善还降低了阿森松医疗集团的风险等级，使机构的保险费用每年降低了约 6000 万美元。

成本创新，整装待发

质量把控的成功使阿森松医疗集团备受鼓舞。而且随着整体医疗服务费用再次上升，由此获得的相关费用节省也很有雪中送炭的意味。

"早期的成功使我们充满动力，"约翰·多伊尔说，"阿森松医疗集团开始注意到其他方面的运营是多么杂乱无章，比如我们的供应链和设备维护能力。"

在实施质量把控的同时，阿森松医疗集团开始了为期 10 年的医院系统转型，集团推行集中化、标准化和集中采购战略，使运营更加精简，使规模经济达到最大化。到 2014 年，阿森松医疗集团的努力已经使公司每年 45 亿美元的非薪资运营预算大大降低。

以采购为例。在 2010 年的采购评估中，阿森松医疗集团认为目前集团根本没有有效的采购策略。集团旗下大部分医院仍从自己的传统供应商那里购买产品，而且几乎没有议价能力。例如，仅在食品和后勤（设施与保洁）支持服务方面，每年要花 4 亿美元签订 100 多份不同的合同。在斯科特·考德威尔（Scott Caldwell）看来，这显然行不通。考德威尔是资源集团的首席执行官，资源集团正是为了解决诸如此类的供应链问题而创建的一家阿森松医疗集团子公司。

"在我们的行业里，有相当一部分医院一年的运营利润为零，而许多供应商的净利润在 10%～20%。"斯科特·考德威尔说[10]，"这导致了一种态势，产品和服务的卖方在经过数年两位数的利润增长后，就纯粹的财务规模而言，要比他们服务的医院大得多。"

斯科特·考德威尔做了一个计算，他汇总所有采购合同，并通过合并运营的优势进行谈判，这样阿森松医疗集团每年可以节省 10%～15% 的采购费。他是对的，在接下来的两年里，资源集团令人信服地站稳了脚跟，因此阿森松医疗集团决定让资源集团提供专业采购服务。2017 年，资源集团收购了一个设在新加坡的供应中心，并通过它在欧洲进行广泛采购，现在该公司已成为拥有 2500 名从业人员的美国第二大医疗健康供应链管理公司。阿森松医疗集团每年仅在供应方面就能节省 8.96 亿美元：在供应品方面节省了 6.76 亿美元，在其他非薪资支出方面节省了 2.2 亿美元。

阿森松医疗集团还开始了集中化策略，将人力资源、薪酬管理、差旅服务和财务等职能集中在位于印第安纳波利斯的阿森松集团服务中心，并称这种新策略为"阿森松医疗集团合一"，但是整合说起来容易，做起来难。例如，将阿森松医疗集团当时的 131 家医院的网络系统归类到同一个使用可扫描条形码的库存管理系统，这一整合就花了 4 年多的时间[11]。

阿森松医疗集团在其运营的每个角落都追求像这样的效率，并充分地运用其专业技能和全国影响力。例如，召集医生委员会评估外科植入物的质量情况，然后利用其购买规模以最优惠的价格购买设备。它还追求流程创新，进一步节省了成本。

另一个有趣的例子是关于阿森松医疗集团的设备维护。阿森松医疗集团将其一家医院中的内部服务部门扩展为一家全方位服务维护公司，名为 TriMedx，该公司向阿森松医疗集团的所有成员医院提供服务，从而尽可能延长该医疗集团的医疗设备和器械的使用寿命。TriMedx 非常成功，以至于阿森松医疗集团将其孵化为一家独立的营利性企业。2017 年，TriMedx 在美国 28 个州拥有 1800 家客户。

与印度比较而言，阿森松医疗集团的成本削减措施似乎并不那么大胆，更像是商业入门教程。但是，在美国传统医疗体系的背景下，它们是朝着正确的方向前进的，其主要针对的是相当明显的低风险同时可以节省大量成本的领域。约翰·多伊尔指出，到 2017 年，阿森松医疗集团的成本结构（相对于其他医疗健康服务机构）从极具竞争力到接近最高水平。

"阿森松医疗集团的供应成本占总收入的 16%，"约翰·多伊尔告诉我们，"其中包括了药品，即便是在制药行业通货膨胀迅猛且定价高昂的情况下。而且我们的生物医学成本（如设备成本）位居全美最佳之列。"

为贫困人群和无保险者服务

与印度典范医院的情形一样，阿森松医疗集团的成本节约措施以非常实在的方式支持了该组织为贫困人群服务的使命。从成立之日起，阿森松医疗集团就将其收入的约 3% 用于慈善医疗服务，这一数字约为该行业的平均水平，而且可以满足基本慈善服务需求。但是到了 2009 年，伴随着所有医院医疗服务费用的上涨，患者的保险费用也在飞涨，这一数字已无法负担慈善服务需求。那一年，美国的无保险者比例达到了 15.7%，人数近 5000 万人。

2010—2015 年，《平价医疗法案》已帮助美国将未保险率降至 9.1%，但同时也使自付金额增长了 67%。根据凯撒家族基金会（Kaiser Family Foundation）的数据，2016 年拥有个人保险的美国职员中，超过一半职员的自付金额至少为 1000 美元，而小公司职员的情况更糟。总体而言，在高自付金额保险计划中的职员比例已从两年前的 20% 升至 29%[12]。

美国医疗服务领域的状况看上去越来越像印度，阿森松医疗集团对这一现状更是了然于心。"我们发现人们会放弃医疗服务是因为他们承担不起自付金额。"朗达·安德森告诉我们，"但是为贫困人群和弱势群体提供医疗服务是一项公益行为。我们有义务去打破贫困人群边缘化的局面，从而执行和维持我们的使命"。

阿森松医疗集团的做法是在旗下所有医院为收入低于贫困线标准 2/5 的患者免除保险自付额和未付账单，并为收入低于贫困线标准 1/4 的患者提供一定程度的经济支持。这一新举措增加了阿森松医疗集团为贫困人群提供救济的成本[13]。阿森松医疗集团还利用节省的成本来支持一系列"社区服务扩展"计划，比如在许多社区中进行免费的健康筛查活动。2016 年，阿森松医疗集团的服务扩展资金总额约为 5 亿美元，包括了对贫困人群进行衣物捐赠到住房计划的所有事项。在底特律，阿森松医疗集团旗下的圣约翰普罗维登斯医院启动了一项计划，以改善工作保留率和消除医疗不平等现象。在莫比尔，其旗下的普罗维登斯医院与当地的一家食物银行合作，为社区菜园提供支持。在巴尔的摩，圣艾格尼丝医院开始建立一个具有混合用途的社区，为祖父母抚养孙辈提供生活空间。

"我们一直在寻找提高社区生活质量的方法。"朗达·安德森说，"我们的使命可追溯到数百年前：为贫困人群和弱势群体提供医疗服务。"

指往印度的通途

2009 年，约翰·多伊尔终于找到了阿森松医疗集团一直寻找的成熟的医疗健康服务模式，但他不是在美国找到的，而是在印度。

阿森松医疗集团的总裁兼首席执行官特西尼在大开曼岛的一次商务旅行后，带回了一些有趣的消息：一家名为纳拉亚纳医院的印度医疗健康公司正计划在距迈阿密约 720 千米的加勒比海岛屿上建造一个医疗综合体。这个印度组织称其为开曼群岛健康城，建造内容包括医院、医学院和辅助生活设施。其医疗服务将是一流的，而价格却只是美国医院收费的一小部分。特西尼要求约翰·多伊尔及其团队进一步了解。

约翰·多伊尔查找了关于纳拉亚纳医院的创始人兼主席德维·谢蒂（参见第四节）的一切信息。毫不意外，约翰·多伊尔和德维·谢蒂医生一拍即合。

"我们是基于各自机构的价值观而结合的，"约翰·多伊尔回忆道，"两个机构都对贫困人群和弱势群体表示关注，双方都有向一切有需要的人提供服务的责任心，不论这些人的支付能力如何。我们都明白在高成本环境中为所有人提供医疗服务明显存在很大挑战。"

德维·谢蒂医生邀请约翰·多伊尔去印度看看纳拉亚纳医院在印度的实践。约翰·多伊尔说："这是一次改变人生的经历。"约翰·多伊尔当时担任阿森松医疗集团的转型服务总经理。"它印证了阿森松医疗集团领导人多年来一直说的：如果你想看到新的创新形式，就需要与陌生人交谈；如果你一直与相同的人交谈，那么你将得到相同的答案。同样，如果你想找到解决方案，就必须在极具挑战的地方寻找。比如说印度，作为一个机构，我们一直在推动自己进入不常见的领域，寻找新的合作伙伴和可能对我们有用的新想法。"

德维·谢蒂医生和约翰·多伊尔很快开始了创新经验分享。纳拉亚纳医院与阿森松医疗集团的医疗设备服务公司 TriMedx 签约，而阿森松医疗集团开始测试纳拉亚纳医院的临床决策支持软件 iKare。阿森松医疗集团开始派医生和管理人员去班加罗尔出差，在那里纳拉亚纳医院实行了开放式实践共享策略，以便大家了解可以将哪些实践带回美国。2012 年，纳拉亚纳医院和阿森松医疗集团签署了建立开曼群岛健康城的合作关系协议。

该合作关系需要阿森松医疗集团和纳拉亚纳医院共同进行 4000 万美元的股权投资。对阿森松医疗集团而言，这是与声誉极佳的医疗服务提供方合作并向其学习的绝好机会。值得借鉴的机会很快就来了。由于习惯了美国的医院建设成本（每张病床的平均成本从 100 万到 200 万美元不等），阿森松医疗集团很高兴地了解到，纳拉亚纳医院打算在没有本地建材的大开曼岛上建造拥有 104 张病床的医院，而每张病床的平均成本只有 70 万美元。阿森松医疗集团每年在建筑上花费约 10 亿美元，正在四处汲取有关节省资本支出的经验教训。于是，其建筑管理团队去往开曼群岛，从头开始观察和学习那里和建筑有关的操作和运营。

"那座医院大楼就是效率的典范。"约翰·多伊尔说，"它的建造目标明确，功能强大且明亮，感觉就像一个绝佳的养疗环境。它能完成它应做的一切工作，但费用仅是在美国要花的一半。德维·谢蒂医生会说，'约翰，在开始每个项目的时候，我们都想象我们很穷，或我们破产了——我们也的确是！'每次他这样说时，我都自惭形秽，在阿森松医疗集团，我们在开始一个项目时，总觉得自己是一家市值 200 亿美元的公司，因此会有这种心态所带来的复杂性。纳拉亚纳医院提供给我们的是一面可以借鉴的镜子。"

在接下来的几年中，阿森松医疗集团将逆向创新过程制度化，配备了一名专职人员来监督各项知识转移，并向班加罗尔和大开曼岛派遣了 100 多人（包括医生、行政人员和各类支持人员）去观察第一手的印度运营模式。到 2017 年，保持对新想法甚至外国想法的开放度，已经成为阿森松医疗集团的 DNA 及领导力培训的一部分。

"我们渴望创新，"约翰·多伊尔告诉我们，"我们知道自己必须进行变革，也相信创意来自各种地方。当你看到人们如何在纳拉亚纳医院得到医疗服务并获得非常好的结果时，就会发现原来还有另一种可能性。"

追逐价值

就像印度典范医院一样，阿森松医疗集团是一家具有社会公益心和商业头脑的企业，并且正朝着基于价值的医疗健康服务迈进。在 2001 年打好基础之后，特西尼和阿森松医疗集团就开始准备进行新的探索，以实现改变美国医疗健康服务的愿景。

"我们知道，许多社区都在和不断上涨的医疗服务费用作斗争，"朗达·安德森告诉我们，"因此，我们必须站在创造新模式的最前沿，一边提供优质医疗服务，一边管理好医疗健康服务的费用问题。"

2015 年，当时阿森松医疗集团的医疗健康服务业务总裁兼首席运营官帕特里夏·马里兰（Patricia Maryland）发起了一项旨在识别"价值创造机会"的新举措，以便最大限度地实现规模经济并提高医疗服务质量。马里兰要求几个不同市场的医院提供有关 6 个经营领域的最佳实践清单，分别是：设施、临床流程可靠性、收入周期管理、医生与企业关系优化、劳动力优化和 IT 优化。这个想法是为了使整个医疗集团的操作标准化，并在 5 年内为公司节省了 52 亿美元。

就像阿森松医疗集团的早期质量举措一样，这项关于创造价值的举措的结果比期望的更好，在第一年就比既定目标多节省了 7800 万美元。马里兰从中受到鼓舞，并将该计划的范围扩大到 5 个以患者为中心的领域：医生的临床实践、行为健康、心脏病学、肿瘤学和骨科[14]。马里兰的工作进展迅速，在 2017 年 7 月她被提拔为阿森松医疗健康体系的首席执行官。

这种价值取向体现了阿森松医疗集团总裁特西尼的关注重点。特西尼一直以来都是可负担、高质量和可获得的医疗健康服务的倡导者，他希望在 2016 年大选后美国也能持续获得此类医疗健康服务，于是他将这个议案直接递交给了当时即将上任的总统唐纳德·特朗普的过渡团队。在他提出的行动建议中，首要目标是"加速医疗健康服务系统从鼓励数量转变为鼓励价值，这对于减少医疗服务系统中持续高涨的成本是必要的"[15]。同年，在该公司继续艰难地寻找可采用的各种捆绑式定价方案的同时，特西尼宣布了一个目标，即截至 2020 年，阿森松医疗集团 75% 的业务将采用基于价值的付费方案。

随着特西尼在美国医疗健康服务的辩论台上扮演越来越重要的公共角色，阿森松医疗集团继续通过媒体和各种专业活动的传统信息分享渠道，以及许多营利性子公司（比如资源集团）和衍生公司（比如 TriMedx）向其他医疗系统提供其医疗健康服务解决方案。阿森松医疗集团还加强了其风险投资子公司阿森松风险投资公司的工作。2016 年，该公司为 15 个有限责任合伙机构管理了超过 8 亿美元的资金，这些合伙机构都是致力于为贫困人群和弱势群体提供医疗服务的非营利性医疗卫生服务机构。阿森松医疗集团投资了很多生物医学和医疗服务提供公司，大部分为初创公司，其还与公司的合作伙伴共享了投资组合的各项研究和创新。阿森松医疗集团投资组合的公司包括：ISTO 技术公司，该公司使用骨再生技术重建老化的膝盖和脊椎；神经元进化公司，该公司开发了用脑神经控制的设备来帮助脑卒中患者；阿蒂戈公司，一家大数据分析公司。

约翰·多伊尔说："前期，在集团内部建立风险投资基金的想法引起了很多反对。"约翰·多伊尔协助创立了阿森松风险投资公司，如今担任阿森松医疗集团控股有限公司和阿森松医疗集团国际控股有限公司的总裁兼首席执行官。"但是今天，阿森松风险投资公司处于第四轮融资，目前在财务方面表现出色。该基金刺激了我们认为对未来至关重要的创新。我们先于其他人看到了行业发展趋势和解决方案，并与合作伙伴共享。最初的质疑都已被热情所取代，因为它确确实实为集团带来了价值。"

"阿森松风险投资公司的董事总经理马特·赫尔曼（Matt Hermann）在阿森松医疗集团首席财务官托尼·斯佩兰佐（Tony Speranzo）的帮助下，为我们的组织、合作伙伴和医疗健康服务创造了难以置信的宝贵资产，更广泛地促进了真正的创新和未来新解决方案的开发。"安东尼·R.特西尼说[16]。

不变的是，就像 1828 年为密苏里州而努力的 4 位慈善修女会的修女一样，阿森松医疗集团会一直坚持开展医疗服务，为世界各地所有贫困人群和弱势群体服务，无论他们是需要一段祈祷、一辆四轮马车，还是一个风险投资基金。

有充分的证据表明，阿森松医疗集团并没有让那些修女失望。2016 年，时任国际天主教医疗保健机构联合会（International Confederation of Catholic Health Care Institutions）主席的安东尼·R.特西尼收到了梵蒂冈的邀请，希望他协助组织 2017 年梵蒂冈举办关于全球医疗健康不均衡的国际会议。安东尼·R.特西尼考虑了这个请求，并谦虚地接受了邀请。

在下一节中，我们会谈谈提高医疗服务质量方面的挑战，以及创新思维如何重塑一家名为爱奥拉医疗的医院。

为无保险者服务的一种办法

在印度，一些典范医院亲自出面解决为普通家庭和贫困人群提供医疗健康服务方面的问题。他们没有等待政府去满足这一方面的需求，而是采取了成本创新战略，这种战略使他们以现行价格为富裕家庭提供服务时能获得更高的利润，从而为更多贫困人口提供免费或有补贴的医疗服务。阿森松医疗集团在做完全一样的事情。该策略之所以在印度和美国奏效，是因为这些机构鼓舞人心的宗旨促使员工找到提高质量、降低费用和拓展可及性的一举三得的创新方法。

太平洋视觉基金会：眼见为实

在加利福尼亚州，另一家非营利性组织太平洋视觉基金会（Pacific Vision Foundation，PVF）正在向另一家印度典范医院——亚拉文眼科医院学习经验，希望为旧金山湾区的贫困人群和无保险者提供免费的眼部医疗服务。罗伯特·伍德·约翰逊基金会（Robert Wood Johnson Foundation，RWJF）为 PVF 的试验提供了 1000 万美元的贷款，其希望 PVF 能成功开展这项工作，使亚拉文眼科医院的模式可以用于治疗那些被其他医疗状况折磨的无保险贫困人群。

PVF 创始人兼美国眼科学会创始主席布鲁斯·斯皮维（Bruce Spivey）医生就曾受亚拉文眼科医院创始人戈文达帕·文卡塔斯瓦米医生（被称为 V 医生）远见和同情心的启发。他们是在很多年前，V 医生访问美国时第一次见面认识的。在 V 医生对美国的这些访问中，V 医生经常对外科医生说："仅仅是智力和能力还不够，还必须要有做美好的事的快乐感。"布鲁斯·斯皮维医生希望将这种精神和亚拉文眼科医院的医疗服务模式带到旧金山湾区。

2016 年，RWJF 以 1000 万美元的低息贷款帮助布鲁斯·斯皮维医生创立了 PVF。RWJF 希望 PVF 采纳亚拉文眼科医院模式的两个关键要素：一是保持"高效率……在中央医院进行手术服务，利用好高患者流量，并系统地减少和消除手术室内外效率低下的情况"；二是保持"对医疗服务质量、客户满意度和医疗价值的敏锐关注，从而吸引付费患者，并由此产生可用于补贴低收入患者的收入"[17]。

PVF 的计划是通过中心网络型架构的方式在旧金山湾区将 9 个乡镇中获得联邦政府授权的社区卫生服务中心的业务进行整合。仅提供基础医疗服务的社区卫生服务中心长期以来将患有白内障和其他眼部疾病的患者转诊到地区医院，但没人知道后来有多少患者真正地接受了治疗。PVF 计划在一个中心地区建立一家眼科诊所，并轮流派一名眼科医生去坐诊。PVF 从亚拉文眼科医院那里借鉴了方法，为需要手术治疗的患者安排往返中心医院的免费交通服务，因为大部分贫困患者连花 3 ~ 4 小时乘坐交通工具往返医院都负担不起。像亚拉文眼科医院一样，PVF 还计划与社区诊所之间建立起远程医疗，以便眼科医生可以远程为患者提供咨询。

布鲁斯·斯皮维医生估计，每一台免费手术，PVF 的成本（包括护理和手术室费用，但不包括外科医生的费用）约为 500 美元。他希望通过有意愿的眼科住院医生和低年资外科医生免费开展外科手术。这些免费手术预计每年总计 500 ~ 700 次，占 PVF 所有手术的 10%。在适当的时候，PVF 可能会自行雇用低年资眼科医生进行免费手术。

布鲁斯·斯皮维医生知道亚拉文眼科医院的某些做法（例如，一位眼科医生同时开展多台手术）不可能在美国医院推行，但是他相信其他做法是可以转化的。例如，他有信心将大量病例转至 PVF，减少手术之间的周转时间，并减少为患者准备手术所需的时间。

"我们的模式其实是亚拉文眼科医院与 LV 普拉萨德眼科医院的结合。"布鲁斯·斯皮维医生告诉我们[18]。布鲁斯·斯皮维医生的 PVF 与 LV 普拉萨德眼科医院一样将依靠捐赠、政府支持及当地领先医院的社区义务服务，而不是像亚拉文眼科医院那样自负盈亏。但是，与亚拉文眼科医院一样，PVF 会努力提高运营效率。

RWJF 有一个更大的想法。该基金会认为 PVF 是印度医疗服务创新的试验案例，该创新可以用来解决其他广泛的医疗问题，并纠正为贫困人群单独提供的、不平等的医疗服务的社会现状。如果亚拉文眼科医院的模式可以为无保险者提供眼部医疗服务，那么 RWJF 希望复制该模式，以治疗患有其他疾病的贫困人群和无保险患者，这些疾病包括骨科类、皮肤病科类和精神病科类疾病。

美国的全民医疗健康服务已触手可及

阿森松医疗集团和 PVF 的例子应该使我们重新思考美国医疗政策的方向。

在美国首都华盛顿特区，医疗健康服务改革的辩论往往集中在如何将医疗保险扩展到未投保人身上。虽然这是一项值得称赞的努力，但美国面临的不断上升的医疗健康服务费用，即使对于那些拥有医疗保险的人而言，也变得越来越难以承受。阿森松医疗集团和PVF展示了解决该问题的另一种方法。在该方法中，医院可以努力提高为被保险人服务的效率，从而腾出资源来照顾无保险者。

要正确看待美国面临的挑战，请记住，每一位付费患者可以使印度典范医院的1～2名患者得到免费治疗，而且仍然实现医院盈利——即便是收取超低费用的情况下。相比之下，美国无保险者约占总人口的10%，医疗健康服务的价格是世界上最高的。因此，美国的医院自然可以找到足够的机会来节省费用，以补贴这1/10的患者。

我们认为，美国面临的真正挑战是激发美国医疗健康机构树立一种愿景，正是这种愿景激发了印度典范医院，以及诸如阿森松医疗集团和太平洋视觉基金会之类的机构。美国医疗健康机构首先需要重新发现能鼓励员工加入医疗服务专业的价值观和使命感。

阿森松医疗集团的经验教训

为什么值得推广？

- 在包括供应链管理在内的运营管理方面，美国医院很落后。通过优化流程从而改善结果产出的举措可以使医院节省数十亿美元，这些钱可以用来照顾无保险者，减少未充分投保人的共付额和自付额，或者只是为未来基于价值的竞争做准备，到那时效率和成本至关重要。

- 如果所有大型医院都采用阿森松医疗集团的方法来实现卓越的运营和效率，那么所节省的费用将足以给美国所有无保险的人提供服务，甚至可扩展到其他人群。

如何推广？

- **以一个激励人心的愿景或宗旨推动创新与合作**：医疗健康专业人员和非营利机构应致力于服务民众，并利用这些传统来加强机构协作，推动突破性创新，从而释放出资源来照顾更多未投保和投保不足的患者。

- **由医生团队来引领**：医生和护士是关键的变革推动者。如果他们参与并致力于寻找解决方案，那可以使变革更完善。不要绕开这些人进行变革，要与他们合作并通过他们来实现。

- **利用规模效应不仅可以获得市场支配力，还可以大大降低成本**：许多医院兼并都是为了建立与保险公司讨价还价的能力，但是规模化还可以提升效率，比如协议和程序标准化，以及采购和支持服务等各项职能集中化。

- **从小处着手，然后传播有效的经验**：与多元化团队一起寻找自愿试点，从而采取新的举措，改善流程，减少并发症和再入院率等，然后将行之有效的做法推广到整个系统。小成功可以引发大成功。

- **创建一个独立的风险投资机构**：考虑创建一个独立的部门来寻找新的风投项目和尝试大胆的构想，这个独立部门可能不适合核心机构或难以在核心机构中扎根，但仍可以帮助整个机构改善绩效并为未来铺路。考虑孵化分离成功的新风投项目（或企业），以便同时为内部和外部的客户提供服务。

第七节
提高医疗服务质量
爱奥拉医疗

在 1902 年，最快的船也需要一个多月才能穿越大西洋。如果你想更快些，传统的方法是要求造船者研究潮汐运动把船身做成流线型，或是配备更大更快的引擎。这样改善了一百年，即使今天速度最快的船穿越大西洋也需要四天。我们需要一个全新的解决方法——飞机。目前美国的医疗服务境况也是这样，重新设计出来的东西必须与现有的模型迥然不同，因为你不能通过在船上粘一对翅膀来建造一架飞机。

——鲁希卡·费尔南多普勒，爱奥拉医疗创始人兼 CEO

55 岁的莎伦·卡拉汉（Sharon Callahan）女士对自身疾病已经感到极度厌倦，40 年的吸烟史使她患上了严重的慢性阻塞性肺疾病，她需要早上 6:30 就开始准备，这样才能及时赶上 10:30 的医生预约。起床时，她经常会感到呼吸困难，穿好衣服可能需要一小时，步行到车位又需要一小时，之后她还要驾车前往波士顿，坐在候诊室等待医生接待她。在她的生活里，约医生看病是一件需要花费一整天的事情，而这样的预约实在太多了。

多年来，莎伦已经积累了医务室般规格的治疗经验，以帮助自己更轻松地呼吸。她的客厅有吸入器、类固醇和一个氧气罐。即使这些治疗有效，莎伦也没有感觉到很明显的好转，因为她同时还被诊断出患有糖尿病、高血压、胃反酸与骨质疏松症。她有 27 张处方，每天都要服用十几颗药丸。她曾在轻微的心脏病发作和肺部血栓中活下来，但她的医生现在担心的是肺鳞状细胞癌。

那年，莎伦在医院与康复中心待了 9 个月，并辗转于心脏病专家、肺脏专家、内分泌专家、内科医生、胃肠病专家共 12 名专家之间。这些专家都没有一起讨论过她的病情，负责全科医疗①的医生也没怎么露过面。和很多慢性病患者的处境类似，莎伦一个人在专业医生们的诊所走廊上蹒跚而行，每年的医疗费达到了 20 万美元。

她的女儿为她推荐了爱奥拉医疗。这家医疗机构的联合创始人兼首席执行官鲁希卡·费尔南多普勒从发展中国家观察并借鉴了任务转移实践，从而开创了新型全科医疗方式。在费尔南多普勒看来，减少不必要的急诊室就诊、手术与药物治疗——这些造成了像莎伦这样的患者过度使用医疗健康服务——是同时提升医疗服务质量与大幅降低医疗成本的关键。

一名医生企业家的诞生

作为哈佛医学院的学生，费尔南多普勒对他在美国医疗体系中看到的低效与低质量感到沮丧。为什么美国在医疗健康服务上投入了比其他国家多两倍的资金，成效却不如它们呢？

最令人烦恼的是一个小到经常被忽视的数字：4%，那是美国医疗健康资金中用于全科医疗的占比，而全科医疗正是费尔南多普勒钻研的医学领域。对于费尔南多普勒而言，4% 意味着 96% 的医疗健康资金都花在了全科医疗没有解决的问题上。传统的全科医疗模型似乎是荒谬的：接收一位患者，问几个问题，进行一些常规检测，然后把患者转给更高薪的专科医生，这些专科医生会为他们所提供的每项服务收取费用。正是这样的制度体系导致莎伦在二级和三级医疗机构的走廊上徘徊。难怪全科医疗领域薪酬低，名声差，而且长期缺乏

① 美国的全科医疗（Primary Care）领域主要由家庭医生、内科医生、儿科医生和妇科医生组成，其服务内容涵盖了所有全科医疗服务及口腔、心理、营养等其他健康保健服务。

医生。

　　然而费尔南多普勒知道，许多为二级和三级医疗机构带来沉重负担的慢性病，如肥胖、糖尿病、高血压、酒精中毒、心脏病、肺气肿等，可以通过社区卫生服务中心和全科诊室的医疗健康服务，以及强有力的健康教育和预防工作得到有效解决。他在美国以外的加勒比、非洲、东南亚的医疗健康服务系统中都看到了强化干预措施。费尔南多普勒天生拥有大局思维，他决心重振美国的全科医疗保健领域。那年，他 25 岁。

　　费尔南多普勒表示："我从事医疗健康服务行业是为了帮助他人，但很明显，我们当前的体系并不允许我们达成初衷。事实上，我们投入了大量资金，却默许医疗服务质量如此低劣，我觉得这是违背道德的。我们不仅要给患者提供更好的医疗健康服务，还要要求所有从业者都显著提升他们的水平[1]。"

　　那时费尔南多普勒还未成为医生，但他的思考方式已经像企业家一样，并向医疗服务竞争提出了挑战。他不仅想为全科医疗领域的医生创造一个更大的执业空间，还想瓦解现有的系统，夺回美国医疗服务体系（二级和三级医疗机构）中因过度兴建、超额收费、过度医疗化所占用的部分资金的控制权，并将这些资金投入全科医疗服务领域，从而大幅节省下游支出。

　　这也正是在过去七年里他所做的。他所构建的爱奥拉医疗作为一个全科医疗实践网络，既能满足健康人群的需要，又能满足慢性病患者的需要。他使用的模型依靠以下几点：一是强化从医生和护士到健康教练的任务转移；二是人均固定费用支付系统；三是能将患者需求放在收费项目之前的定制化电子平台。费尔南多普勒预测，如果目前的健康计划能把投入全科医疗的费用翻一番，那么在专科服务、诊断、手术操作、药物、急诊与住院方面可节省投入资金 3 ~ 10 倍的费用。

　　事实证明，他是对的。在该项目启动 5 年后，即 2011 年，爱奥拉医疗已经将所服务的成员（有些网点服务是会员制，有些是针对医保特定人群）的住院率减少了 40%，并将医疗健康总支出削减了 15% ~ 20%，远超投入产出平衡所需的 4%。其他衡量指标，包括临床结果指标及患者和员工保留情况，都同样优异。2017 年年末，爱奥拉医疗在 8 个城市有 24 家网点服务机构，拥有 400 名员工，吸引了近 1.25 亿美元的风险投资。这是一家发展迅猛的企业，其将全科医疗摆在首位，并希望以此来改变美国医疗健康服务体系。

目　标

类似于印度典范医院，爱奥拉医疗体现了任务转移、科技应用及中心网络型架构发展原则。最值得注意的是，鲁希卡·费尔南多普勒医生是我们见过的最受使命驱动的人之一。在他的领导下，爱奥拉医疗很可能比任何一个老牌医疗机构能更有力地瓦解美国医疗服务体系。

费尔南多普勒出生于斯里兰卡，又在巴尔的摩长大，他的成长过程受到各国文化的影响。作为哈佛的一名政务专业的学生，他自称为"专研体系的人"，他研究了斯里兰卡与北爱尔兰的种族冲突，后来在哈佛医学院，看到了美国根深蒂固的医疗机构之间的冲突，也看到了日益迫切的成本削减需求和以患者为中心的医疗健康服务需求。这让他突然想起了一件事。

"我在医学院读书的时候，正是管理式医疗 ① 兴起和普及的时候。"他说，"医生们聚在一起抱怨。我意识到，这是体系问题，我也知道我们可以解决这个问题，但这需要一种体系层面的变革。"[2]

费尔南多普勒没有抱怨，而是开始坚持不懈地寻找解决方法。他研究了自己非常敬佩的保罗·法默医生与吉姆·金医生的工作，这两位是世界健康伙伴基金会（Partners in Health）的共同创始人，他们用极低的成本在海地及其他几个发展中国家提供高质量的医疗健康服务。费尔南多普勒亲自去了多米尼加与马来西亚等发展中国家考察医疗情况，他在那里特别注意到乡村和社区卫生工作者的重要性。随后，他联系了亚拉文·斯里尼瓦桑医生与德维·谢蒂医

---

① 管理式医疗，Managed Care，有时也称为"健康维护组织"模式，在该模式下雇主和保险公司不再只是支付医疗费用，他们也参与决定该给患者多少医疗服务、何种医疗服务、该由谁来提供治疗。决定医疗行为不再是只属于医师的权利，雇主和保险公司的意见也可以影响医疗行为。

生两位印度医生企业家。这些医生企业家聚焦于可服务低收入患者的服务模式、新的卫生工作者岗位的设立，以及他们永不止步地精益求精的态度都给费尔南多普勒留下了深刻的印象。

费尔南多普勒指出，和印度一样，多米尼加和马来西亚的卫生工作者不是医生，也基本没接受过医疗培训。他们只是当地人，大部分是妇女，他们会定期和邻居联系，在孕期管理、常见疾病的治疗或是健康饮食方面提供建议。当拜访服务家庭时，他们会带一块黑板或一些宣传小册子。正如费尔南多普勒所看到的那样，他们有两样和医疗能力同样重要的资源：人际交流技巧和社区居民的信任。与其说提供医疗健康服务，还不如说他们提供了便利，他们正自下而上地改变着医疗健康服务。

但是，如何才能从上而下实现变革呢？为了解答这个问题，费尔南多普勒暂时离开医学院，回到查尔斯河对岸，获得了哈佛大学肯尼迪政治学院（Harvard's Kennedy School of Government）的公共政策硕士学位，然后回医学院完成了医学博士课程。随着职业培养的进展，他继续周游世界，探索了南非地区、俄罗斯与斯里兰卡的医疗实践情况。一路上，他都在观察与倾听，考虑从最不可能的地区开始实施新型医疗健康服务，通过反向革新进入发达国家最先进地区的可能性。

"一个更广阔的视野是很有用的。"费尔南多普勒说，"你要知道，典型的美国突发急性医疗服务模式并不是唯一一个服务模型，还有其他方法可以做到这一点。学习也不总是单向的，很多事情发生在没有我们这些限定条件或资源的地方，我们可以从那里汲取经验。"

费尔南多普勒广泛的好奇心与刻苦钻研的精神使得他进入了华盛顿咨询公司，一家总部设在华盛顿的著名医疗健康服务行业咨询公司，并逐步升迁。后来，他被任命负责哈佛大学的跨学科医疗体系改善项目。在那里，他的个人使命变得清晰起来。他说，他想做医生应该做的事：通过建立长期关系维持患者的健康，而不只是在他们生病时，在 7 分钟的诊疗时间内，在按服务项目收费的基础上。

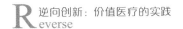

在体系层面上，个人使命变成了一种颠覆性很强的决心。当被问到爱奥拉医疗未来十年的规划时，费尔南多普勒表现得很大胆。他说："我们的使命是美国医疗健康服务的改革，我们将通过提供以消费者为中心、以价值为导向的医疗服务来实现它，并且我们将在各个地方推行这个策略。"

在娱乐城员工身上尝试改革

就算是全面改革，也要先从某些地方开始。对于费尔南多普勒来说，这意味着要在僵化的医疗健康服务体系中寻找"松动的砖"，即一些愿意尝试医疗健康服务新方式的人。2006 年，他在大西洋娱乐城（Atlantic City）一群自我投保的员工身上找到了这块"松动的砖"。在这之前，2005 年他启动了一项名为"健康复兴"的试点项目，花费了华盛顿咨询公司创始人戴维·布拉德利（David Bradley）提供的 25 万美元天使资金。这个项目的目标用户是经济边缘区域的自保雇主，他们关心成本控制，这会给费尔南多普勒带来改革的空间，娱乐城的员工工会和一家当地医院正符合这个标准。

费尔南多普勒把他们中疾病负担最重的成员（那些医疗健康服务费用最高的人，比如患有高血压的家庭主妇，有健康问题的餐馆打杂工）作为全科医疗新模式的测试小组，然后开始验证他的想法。他雇用了以社区为基础的"健康服务伙伴（Health-care Partners）"来帮助患者，并在门诊监督他们的医疗健康服务情况。他尝试了一种混合支付系统，包括每月固定的"服务协调费用"，以及具体服务项目费用，并极力把这个支付系统加入当地医院使用的信息技术系统中。

这样设计的目的是为弱势群体提供集中且具有人文关怀的全科医疗，同时节省下游成本，其结果令人惊叹。12 个月后的数据显示，与对照组相比，高需求患者的急诊次数减少了 40%，医疗手术操作减少了 25%。费尔南多普勒的理念得到了证明，但也遇到了阻力，尤其是来自医疗伙伴的阻力。他们不信任没有接受过正规医学培训的健康教练，并担心自己的急诊室与专科医生的收入会下降，他们觉得费尔南多普勒想一下子改变太多东西，这个目标太大了。

费尔南多普勒却常常担心自己的想法不够全面，于是他离开大西洋娱乐城回到波士顿，寻找更深层的想法和更多的资金。在那里，他与健康数据分析公司健康对话（Health Dialog）的联合创始人克里斯·麦克科恩（Chris McKown）合作，从 3 家风投公司筹集到 625 万美元，并在 2011 年年初创立了爱奥拉医疗。

来自 406 风投公司的利亚姆·多诺霍（Liam Donohue）作为投资者之一表示："鲁希卡·费尔南多普勒医生在很多方面都很出色，而且对想做的事情充满热情。他非常聪明，不向困难妥协。他会说，'我们不必这样做，我们可以用正确的方法去做这件事'，而他没有完成这件事就不会放弃。这种态度非常重要[3]。"

费尔南多普勒解释了创立营利性企业来实现他梦想的重要性："十年前，当我开始做这件事时，我想把它做成非营利性的。我去找了所有非营利性组织的资助者，他们说，'这个项目野心太大了，你要改变的东西太多了，我们可以给你一点钱进行研究'。但很多想要改革的人在小规模试验上就搞砸了，试验太少了。能改变规则的应该是我们这种能够吸引风投和私募股权投资的人。我们改革的方式不是直接去改变医生的行为，而是让患者自己决定去留。当我们达到这个目标时，所有人都将逐渐了解我们企业的初衷。"

与纳拉亚纳医院的德维·谢蒂医生一样，费尔南多普勒意识到慈善行为是不可扩张的。为了实现他的愿景，爱奥拉医疗不仅需要有一颗"社会责任心"，还要有"商业头脑"。

成本节约，节俭与按人头付费制

费尔南多普勒在完善爱奥拉医疗商业模式上投入了 625 万美元，设立了 4 个旗舰医院，每一家医院都是与一名自保雇主或是工会福利管理者合作开设的。这些诊所分别位于新罕布什尔州汉诺威市（与达特茅斯学院合作）、内华达州拉斯维加斯（与烹饪健康基金会合作）、纽约布鲁克林（与自由职业者联盟合作），以及马萨诸塞州波士顿（与新英格兰木匠福利基金合作）。费尔南多普勒招募了有相同价值观的医生（有很多和他一样对现行医疗模式感到失望的医生向他投递了简历），并引进了一些非传统员工——高级执业护士、社会工作者、营养顾问和名为"健康教练"的新型工种从业者。他们认为全科医疗必须靠团队协作进行。

其中，最大的困难在于支付系统，费尔南多普勒厌恶美国的按服务项目收费系统——不仅要写文书工作、玩赔付编码游戏、高压安排不必要的测试，还很浪费钱。在他看来，这个系统鼓励医生让患者保持生病状态。他曾在大西洋娱乐城尝试过一种混合支付系统，但它没起作用。因此在爱奥拉医疗，他一鼓作气免去了医疗服务费用、免去了共同保险、免去了自付费用，让患者在接受治疗时没有这些障碍。取而代之，他向每位成员每月收取固定费用，总费用是参保人过去全科医疗支出费用的两倍，这通常是保险公司每年为参保人支出总额的 4% ~ 5%。

这种按人头付费的支付系统立即展现出了节省管理成本的效果，它还鼓励实施节省成本的措施，从而最大限度地利用固定费用。例如，爱奥拉医疗诊所在自己的检验科做血液检查比外送样本更便宜、更快速。但真正巨额的节省来自后面。在建设按人头付费的支付系统过程中，费尔南多普勒推测这个集中、创新、以节省为理念的全科医疗服务要在长远的将来才会有回报——投入小额资金，却能大幅节省下游成本。但对高需求的慢性病患者来说，他们第一年便能看到效果，而比较健康的患者则需等待较长的时间。

埃里克·沃兹沃思是达特茅斯医疗服务科学执行硕士项目的联席主任，同时也是爱奥拉医疗运营状况的长期观察者。他表示："多年来，关于美国医疗健康服务的讨论都是患者满意度及医疗健康服务质量方面的，很少提及成本。实际上，美国的医疗健康服务并没有成本核算。医生和护士通常无法说出他们所开的医嘱的成本，甚至无法说出他们的手术操作收费。需要另外找人帮你找到这些成本数据[4]。"

但费尔南多普勒知道他的成本数据，因为他为合作伙伴在超声波、透析、搭桥手术及其他二级与三级医疗机构上节省下的费用都是他按人头收费买入节省下来的。实际上，费尔南多普勒会以一种让他的专家同事和当地院方感到不自在的方法强调成本问题。在向一些社区医院发表演讲后，有听众愤怒地要求费尔南多普勒解释如何补偿住院患者减少带来的损失，费尔南多普勒只是以笑回应。

他说："我不关心这个问题，这个问题也不应该是任何人的困扰。医疗健康服务体系的存在不是为了支撑起医院，而是为了服务患者，让他们保持健康。当我们忘记这个初衷时，我们就陷入了危险。"

为了加强爱奥拉医疗对全科医疗承诺的实施，费尔南多普勒决定不将按人头收费的患者和按服务项目收费的患者混为一谈，其他组织也是这么做的，他们采用了一种混合模式，能服务这两种类型的患者。但费尔南多普勒认为这种做法会搅乱组织文化，同时也会让从业人员感到困惑。他认为，想要做好全科医疗，就要完全使用按人头付费的支付模式。这并不是一个简单的决定，因为接受按服务项目收费的患者能够在短期内改善爱奥拉医疗的财务状况，但从长远来看，这种方式会破坏爱奥拉医疗的独特性。因此，费尔南多普勒在寻找能理解这一策略并愿意耐心等待长期回报的投资者。

任务转移：健康教练

爱奥拉团队里最与众不同的成员便是健康教练，他们通过与患者频繁、个性化、一对一见面来支持和促进患者进行医生的治疗计划。他们是实践的代表，每年要与患者接触数十次。他们的职责是预先做好患者的健康管理工作，并在出现健康问题时进行干预。尤其对于需要慢性病护理的患者，他们面临的最大医疗成本制造因素是患者的依从性（或者说，是和依从性相关的健康问题）。爱奥拉医疗的一些竞争公司只给病情最严重的患者分配健康教练，而爱奥拉医疗给每位患者都分配了一名健康教练。费尔南多普勒希望每个患者都能在长远的角度上尽可能地保持健康。

在亚拉文眼科医院，64% 的劳动力来自农村妇女；在 LV 普拉萨德眼科医院，由社区卫生工作者（"视力守护者"）进行基础视力检测；在爱奥拉医疗，健康教练在照顾患者之前也没接受过任何医疗培训。在入职前，他们大部分在西尔斯、家得宝和唐恩都乐①这类地方工作。就像印度典范医院一样，爱奥拉医疗为从事全科医疗的医生配备了健康教练，使医生有足够的自由空间，把时间花在医生应该做的事情上。

对于很多专业医疗机构的成员来说，这些健康教练看起来资质平平，有些人只有高中学历，但他们能够流畅地完成适应当地文化背景的交流。他们在自己的社区工作，讲着患者习惯使用的语言，理解患者身处的困境。对于费尔南多普勒而言，他们的情商才是至关重要的。他招募有同理心的员工，训练他们的技能水平，同时设置了很高的招聘准入标准。实际上，在申请健康教练岗位的 2.5 万人中，爱奥拉医疗仅雇用了 250 人。费尔南多普勒指出："我们的录用率是 1%，这比考进哈佛还难！"

这份工作也很辛苦，它需要想象力、同情心、幽默感，以及坚持。这并不是一份简单的工作。健康教练的工作包括了一些医生做的事，比如查阅病历和审查药物；还包括了一些护士和技术人员的工作，比如检查生命体征、抽血。但他们的主要工作目前在全科医疗领域还没人做过，他们为每个患者制定了一个"忧虑评分"；在患者每次看病后进行随访；带糖尿病患者到食品杂货店，帮助他们选购食物；进行处方药检查，组织尊巴（一种健身操）健身班；管理戒烟诊所。他们是患者的知己、支持者，也是朋友，平等地给予患者鼓励与坚韧的爱。

费尔南多普勒很喜欢分享他们的故事。在大西洋娱乐城，一名健康教练在所有患者的手机里录入了诊所电话号码，这样他们有需要的时候就不用打

---

① 西尔斯（Sears）是一家零售企业，家得宝（Home Depot）是一家家居建材用品零售商，唐恩都乐（Dunkin' Donuts）是一家快餐连锁品牌。

911 了。同一诊所的一名患者因为没能控制好糖尿病病情和严重高血压导致无法正常上班。六个月后，她的状况有了很大的改善，当费尔南多普勒问及这次身体恢复是否是得益于他的医疗技术时，患者说，这与他无关，她只是不想让自己的健康教练失望而已。而在拉斯维加斯，一位健康教练帮助一名高血压青少年在美式足球选拔赛前戒掉了奇多（一种膨化食品），减重了 50 磅。

在马萨诸塞州的里维尔，一位健康教练拜访了之前提及的莎伦女士，并帮她扔掉了大部分药物。费尔南多普勒之前查阅了莎伦的病历，确认她服用的 27 种药物中有 20 种只是在浪费钱，而且疗效不大。她看的专科医生也从 12 人削减到了 2 人，取消了她所害怕的大部分诊疗预约。费尔南多普勒说服剩下的专科医生在莎伦每次就诊后打电话向他报告最新情况，莎伦也相信健康教练能管理好剩下的事。这么多年来，莎伦第一次对医疗服务感到安心。

爱奥拉医疗为每位全科医生分配了 4 名健康教练，并付给他们医生工资 1/5 的报酬，也就是护士工资的一半。因为技术含量不高的工作转交给了健康教练，所以全科医生和护士的工作效率会有所提高。正如印度典范医院中采取的任务转移，这样确实节省了成本，但这并不是费尔南多普勒采用这种方法的原因。真正的原因是健康教练比团队中任何人都更能胜任他们所做的工作，而且他们热爱这份工作。爱奥拉医疗的这种方法不仅费用更低，而且效果更好。

利亚姆·多诺霍讲述了一个在爱奥拉医疗假日派对上发生的故事，在这个派对上，健康教练谈论着工作中得到的个人回报。多诺霍回忆道："他们对自己的技能可以以一种真正有意义的方式改善某个人的生活质量感到非常兴奋。在场的人纷纷站起来，并感动落泪。当教练们提到自己帮助过的患者时，他们哭了。这非常感人，和我见过的很多医疗健康服务公司都不同。这家公司上上下下洋溢着对全科医疗的使命感和对努力的回报。"

任务转移：大格局

费尔南多普勒认为健康教练是爱奥拉医疗的核心人物，能改变局势的后续走向。实际上，爱奥拉医疗的工作内容全是和任务转移相关的。费尔南多普勒认为全科医疗陷入了螺旋式下滑的困境中——在医疗健康服务总费用中仅占4%，保险公司不断减少支付金额，这就意味着全科医疗服务就诊时间将更短，医疗服务更差，住院率更高。这是毫无道理的。爱奥拉医疗的策略是向全科医疗投入更多资金建立完善的体系、互联网技术及组织文化，从而转变这种恶性循环。费尔南多普勒想让专科医生远离常规病例，让人们远离医院，从而降低整体医疗健康服务成本，并为全科医疗腾出更多资源。

换言之，在系统层面上，爱奥拉医疗将大部分医疗健康工作从二级、三级医疗机构转移到全科医疗诊所。在全科医疗诊所里，爱奥拉医疗同样将工作从提供全科医疗服务的医生身上转移到一个服务团队上。团队里不仅有医生与护士，还有健康教练与社会工作者，有时还会有心理健康顾问、营养师及患者支持者。这些都是任务"向下转移"和"共享转移"的例子，比起大部分医生的工作，爱奥拉医疗的这些方法弱化了等级性，更强调协作性，还能提高成本效益。

在这个体系中，健康教练的加入类似于"引入转移"，将传统社区医疗带入了医生诊所。这个职业名称是最近才出现的，但其大部分工作内容类似于街头巷尾的传统疗法、三姑六婆口中的偏方、高中教练的粗朴鼓励，又或是乡村赤脚医生的电话随访。爱奥拉医疗正在还原美国前几代人与现在许多发展中国家所经历的社会医疗，并在提供全科医疗服务的医生领域里重建这种社会联系。任务转移为爱奥拉医疗全科医疗工具箱里增添了文化工具，同时也为当地创造了就业机会，正如印度亚拉文眼科医院给农村妇女带去的作用一样。

正如我们在迈索尔的纳拉亚纳医院所见，那里的患者和家属都接受了术后护理培训，爱奥拉医疗也实施了相似的任务转移。爱奥拉医疗正逐渐要求患者独立处理一些个人问题，健康教练会教患者如何监测自己的血压和胰岛素水平，以及如何将这些技能教授给别人。这种方法增强了患者的自主权，也减少了医疗成本。费尔南多普勒的理念是让患者参与医疗决策，让其为自己的健康"承担"责任。

在爱奥拉医疗，这些任务转移的实施既降低了支出总成本，又带来了更好的医疗服务；既为工作人员带来了更高的工作满意度，又为患者改善了健康状况。这正是我们在印度典范医院看到的那种高质量、低成本的效果，即使是弱势群体也同样受益的成果。

注重发挥科技的效能

与纳拉亚纳医院和 HCG 肿瘤医院一样，通过应用科技，爱奥拉医疗既提高了服务质量，又降低了成本。按人头付费的支付系统使其规避了与传统计费代码紧密关联的电子医疗记录常规模式。爱奥拉医疗构建了一个真正以患者为中心的医疗信息平台 Chirp，其作用在于：当检验指标不在正常范围时，平台会提醒团队成员；允许医疗服务提供者设定患者的个人目标，而不是遵循标准化的医疗目标；为患者灵活地安排医生、健康教练等多个全科医疗资源预约。患者及其家属可以使用 Chirp 查看患者的病历，通过移动设备等对接方式与医疗团队分享这些记录。

费尔南多普勒最初尝试将这些功能加入合作医院和保险公司现有的电子系统里，但没能奏效。医院设计的电子系统都围绕着按服务项目收费的计费方法，而任何修改也是根据联邦医疗保险希望电子医疗记录如何使用决定的。费尔南多普勒愤慨地说，因为这些大集团为说客付钱，"他们按对自己有利的方向制定规则，而这些规则根本行不通。因此，我们需要构建自己的电子平台，我们的模式正处在一个可以无视政府这方面规定的位置，我们只做对患者有益的事"。

费尔南多普勒用爱奥拉医疗创业资金中的很大一笔钱投资了新的电子系统。到了 2016 年，随着爱奥拉医疗运营规模的扩大，这个系统已基本完善，准备在新的中心推出。爱奥拉医疗还利用数据挖掘与分析技术改进了平台的主动干预措施——无论是对患者个人还是对于整个人群而言。

同时，费尔南多普勒还利用技术改善患者与爱奥拉医疗之间的沟通联系。

在传统的按服务项目收费制度中，电话咨询是不计费的，但在爱奥拉医疗收取固定费用的情况下，医生们有了充分动力去使用廉价、高效的通信技术，如电子邮件、Skype（一种通信软件），甚至电话。

在爱奥拉医疗成立 5 年后，费尔南多普勒看到了他所追求的质量效果。首先是净推荐值（Net Promoter Score，NPS），它衡量了用户忠诚度。当患者被问到向朋友或同事推荐爱奥拉医疗的可能性时，爱奥拉医疗的 NPS 一直超过 90%，而其他全科医疗机构的得分则在 3%～5%。忠诚度还体现在高达 98% 的患者保留率上（不包括非自愿离院）。其次，临床效果也相当不错。例如，爱奥拉医疗中有 90% 高血压患者的血压得到了控制（而行业平均水平为 60%）。同时，费尔南多普勒追踪了下游支出。与对照组相比，爱奥拉医疗的方法使患者住院率下降了 40%，急诊室就诊率下降了 30%～40%，这使医疗服务总支出减少了 15%～20%。而爱奥拉医疗的员工流失率仅为 2.5%，这在业内是非常罕见的。最后，财务状况也在改善。用费尔南多普勒的话来说，"在烧了几年钱"后，4 所最早开业的诊所在 2016 年年末产生了盈利。投资者利亚姆·多诺霍表示，爱奥拉医疗作为一个整体机构还没有实现盈利，在机构规模扩展到至少有 40 个能运营的健康中心之前都会持续亏损。

尽管如此，在没有获得整体盈利的情况下，爱奥拉医疗的商业模式已得到了投资者的高度认可。2016 年 10 月，该公司 D 轮融资筹集了 7500 万美元，这笔资金将用于进一步扩张与医疗信息平台建设。这一轮融资的主要投资机构是新加坡的淡马锡控股公司（Temasek），这是一只财力雄厚、投资记录极好的新加坡国有投资基金。这表明将来爱奥拉医疗的模式可能会被世界其他地区采用，其中包括新加坡。

向中心网络型架构扩展

财务方面的好消息是，爱奥拉医疗花在定制电子系统上的数百万美元（爱奥拉医疗最大的开支之一）已经开始结出硕果。随着规模的快速扩大，该平台已具备支撑爱奥拉医疗雄心勃勃的发展计划的能力。更重要的是，它能使爱奥拉医疗建立一个独特的中心网络型架构系统。费尔南多普勒不需把患者送到专科医师那里或是带入办公室，就能为其提供专家级的专业知识服务。这个想法是在糖尿病管理的背景下产生的。费尔南多普勒咨询了达特茅斯－希区柯克医学中心（Dartmouth-Hitchcock Medical Center）的内分泌科主任：在内分泌诊所中有多少患者可以通过全科医生的医疗服务加上专家电话或邮件的医疗建议得到管理。得到的答案令人震惊：80%。

展望未来，爱奥拉医疗计划将更多的专家作为顾问，例如邀请心脏病专家和肾病专家，参与零工经济①，也就是说，只在必要时为爱奥拉医疗工作，收取咨询费。爱奥拉医疗的策略不是通过拒绝与专家接触来降低费用，而是只在很好地协调相对便宜的全科医疗服务后仍然无法解决问题的时候才请求专科医生帮助[5]。这似乎是一种彻底颠覆性的做法，但在费尔南多普勒看来，这只是一件普通的事。当他凝视美国医疗健康服务行业时，他看到的是一个战略性解构成熟的行业，一个过度建造、库存过剩且定价过高的行业。

"我们需要减少床位数，"费尔南多普勒说，"有趣又有些可笑的是，你在美国任何一家医院都会看到起重机正在建新的床位。"

他相信，一个更高效的体系是有更少的床位数，那么为什么不从过度建造的医院中提取特定的床位资源，并根据需要使用它们呢？而不是将它们直接简单地垂直整合到公司旗下（企业中通常指收购的方式）所拥有的医院中去。首先，他计划仅在诊所需要时租借医院床位，就像是医疗服务中的爱彼迎（Airbnb，美国短租预定平台，是一家在全球联系旅游人士和家有空房出租的房主的服务型网站）一样。

"我需要控制爱奥拉医疗患者群体后续产生的医疗服务，"费尔南多普勒告诉我们，"如果你把握住关键控制点，即全科医疗，那么其他都只是商业化服务产品。我们可以在市场上购买这些后续服务，通过控制这种关系而优化整

---

① 就职人员从事非全职工作，公司也日益依赖非全职人员来完成公司业务的一种经济和工作形态。

体服务链，但我不想拥有这些后续服务"。这是对旧秩序的颠覆，是一个由全科医疗发号施令的医疗健康服务。

爱奥拉医疗处于中心网络型架构系统的交汇点，它与印度医院那种由医疗中心向下的医疗体系不同。考虑到美国医疗床位与专科医生过剩的情况，费尔南多普勒认为拥有一个高固定成本资产的医疗中心是没有任何价值的，他喜欢通过控制这些交汇点从而把控全局。

奇怪的是，费尔南多普勒却愿意接受一件医疗健康领域的人都竭力避免的事情：风险。特别是他愿意接受爱奥拉医疗业务模式可能失败的风险，并希望能从这个风险中得到不错的回报。爱奥拉医疗已经与包括哈门那公司（Humana，2021 年《财富》500 强榜上前 50 的商业保险公司）在内的合作伙伴合作，先实现了一部分医疗费用的节省，最后将完成全部下游费用的节省。

"我们的意思是，为什么不把所有医疗健康资金都交给我们处理呢？"费尔南多普勒告诉我们，"如果我们的成本更高了，我们会负责兜底。但如果我们的成本更低了，我们就会把这些资金留着。这已经改变了我们的经济状况，因为当我们产生巨额盈余时，它便突然成了我们的钱。"

和印度的方法相似，费尔南多普勒将其大胆的商业模式进行了扩张，从而节省了资金，改善了穷人或未参保人的医疗结果。在 2014 年，爱奥拉医疗与美国乡村银行〔该银行是由诺贝尔奖获得者穆罕默德·尤努斯（Muhammad Yunus）创办的孟加拉国小额信贷组织的美国分支机构〕合作，为纽约地区的移民社区提供全科医疗服务，每月收取 49 美元 / 人的低额费用。

前路荆棘遍野

在爱奥拉医疗的风险承受范围之外仍然存在一个令人不安的问题，即爱奥拉医疗模式能否实现系统层面的节约。大部分观察者一致认为在医院"产能"缩减之前，大量的下游节约目标是不会实现的。据费尔南多普勒推测，在医院院长们的"自尊心"减弱之前，缩减医院规模这种情况不太可能发生。没有人认为这种情况会很快发生。

与此同时，由于与原有利益垄断者的冲突，爱奥拉医疗在前进道路上遇到了一些可预见的困难。爱奥拉医疗经常收到一些机构寄来的勒令停止的通知函，它们试图阻止爱奥拉医疗的招聘工作。拉斯维加斯的一个大型医疗系统要求医生签署 3 年内和 16 千米范围内的非竞业性协议，从而有效阻碍了爱奥拉医疗当地两个诊所的招聘。即使是在长期对费尔南多普勒的工作有学术兴趣的达特茅斯－希区柯克医学中心，爱奥拉医疗也遭到了一些人的反对，他们认为这个体系是在浪费医院的资金。

费尔南多普勒说："监管环境是为了保护在位者而创造的。尽管这些医疗系统（大型医疗集团）都有富丽堂皇的说辞，但他们都是靠增加床位使用率赚钱的。如果你查阅我们公司的数据资料——住院率下降 40%，你会发现这是一个很大的数字。如果你在运营一家医院，那只会把你吓得够呛。"

沃兹沃斯指出，好消息是讨论这种医疗健康服务行业所需的颠覆已经能被大众接受。只要有足够的信心和决心，现在就有可能筹集资源来实现这一目标。实现以价值为导向的医疗健康服务不能通过自上而下的改革，而是要通过像爱奥拉医疗这样自下而上的举措。

爱奥拉医疗的经验教训

为什么值得推广？

● 在以患者为中心的电子系统和组织文化的支持下，如果爱奥拉医疗加倍投入全科医疗费用的做法可以在美国实施，那能节省联邦医疗保险和医疗补助支出的 15%～20%，以 2017 年数据为例，这将节省 1800 亿～2400 亿美元。

如何推广？

● **实施一个全新的行业问题解决方案：** 如果你真的想改变医疗健康服务，

改变这个行业，就不能在现有的商业模式上实行改革，正所谓换汤不换药。鲁希卡·费尔南多普勒在现有模式中实行过他对全科医疗的构想，最终发现这是不可能的。后来，他通过筹集大量资金，从无到有创造了自己的商业模式。

- **"社会责任心"与"商业头脑"相结合**：费尔南多普勒希望患者能保持健康，而不是在他们生病时进行 7 分钟的单次交易。他从未忘记这一值得称许的目标（这便是他的"社会责任心"），但他意识到，如果无法通过私人资本渠道为自己的想法筹集资金，他就无法在美国推广这个模式，也无法改变整个行业（这便是他的"商业头脑"）。这是非营利性组织的使命，但要执行营利性组织的规则。要创建一种根本上全新的商业模式，你需要资金支持设施建设与电子系统等项目的实施，并弥补初始阶段的亏损。

- **建立以患者为中心的医疗服务团队并配备健康教练**：如果你真的想把全科医疗做好，就需要有一个照顾患者的团队，其中包括医生、护士、健康教练、心理健康专家、营养师等。其中最重要的是健康教练，他们与患者保持密切联系，监测他们的健康状况，并就生活方式与饮食等问题向他们提供建议。雇佣健康教练时，要看重他们的态度（同理心、同情心），培训他们的技能（医学背景不是必要的），并给所有前来看病的人配备健康教练，而不只是生病的人。其目的是在患者与健康教练之间建立密切的联系。

- **将专科医生人数降到最低，不要投资医院等下游设施**：雇用专科医生作为全科医疗服务的顾问，而不是全职员工。大部分医疗问题提供全科医疗服务的医生电话咨询专科医生就能解决，而不需要将患者转给专科医生。同样，我们也要避免拥有过多的医院和床位。相反，我们应该仿照爱彼迎（共享经济）的方式去租借床位，因为医院存在床位过剩的现象，而且其一直在增加床位。

- **只采用按人头付费的支付方式**：避免使用混合支付模式，也就是既按人头收费，又按服务项目收费，这两种做法就像油和水一样不相容。按服务项目收费的模式鼓励医院达成短期目标，这会导致过多的检查和手术操作，而不能使医护专注在对患者长期健康最有利的事情上。按人头收费则需要与患者建立长期关系，并让他们做到自我照料。混合模式容易让员工混淆，也混乱组织文化。如果你的目标是保持患者长期健康，那么爱奥拉医疗模型效果最好。把患者当作你的客户，而不是参保人、供应商，或是雇主。

● **在一个以患者为中心的定制化电子系统上做足够的投入**：创建个性化的、可扩展的电子系统是至关重要的，该系统能让医疗服务团队着眼于保持患者长期健康。美国现行的电子软件都是按服务项目收费设计的，而对于高质量的全科医疗目标，它要求电子系统能承载更多的信息，使医疗服务团队和患者都可以快捷地获取这些信息。我们要确保电子系统足够强大，能在不同环境下稳定良好地工作，因为一旦你的团队在区域或全国范围内扩展，这个系统的稳定性就太重要了。

第八节
推动逆向创新和以价值
为导向的医疗服务
如何启航

在花费多年时间研究创新，最近又研究了医疗健康服务行业后，我们预测美国的医疗服务体系将发生根本性变化。我们认为这将像著名作家海明威在《太阳照常升起》一书中对破产的一个著名描述："先是慢慢地，然后突然地。"

我们认为，以价值为导向的革新将推动这种变化。

但我们也认为，单靠自上而下的政府措施（例如立法）来解决医疗服务体系的问题是不够的，也无法使其很快实现。我们相信，正如这本书中所展示的那样，从底层开始革新并逐步走向顶层才是答案。我们的研究表明，革新可以来自任何地方。在前几节中，我们可以看到一名急诊室护士的决心推动了整个密西西比州乡村地区远程医疗网络的建立；一名一只脚刚踏入哈佛医学院的医生和前往多米尼加、海地和马来西亚的医疗支援团率先使用了健康教练；在美国中西部地区一度举步维艰的社区医院集团也能够采取数十项渐进的措施，以期在庞大的医疗体系中实现更广的可及性、更高的质量、更低的成本和更高的利润。

如果自下而上的改变可以来自任何地方，那么你也能一样带来改变。

它总是从一个有远见的领导者开始

这里为什么没有更多以价值为导向的医疗健康服务？关于这点有很多解释。常见的说法是："美国医疗健康服务体系中有许多相互竞争的利益方，它们被锁在一个不断升级的零和博弈中。改革是困难的，因为没人觉得自己有权改变整个体系，每个人都认为，行业某个领域的进步将导致其他领域的损失，最终的结果就是保护主义和惰性。"

我们认为这只对了一半。当然，许多人对这个体系的复杂性感到畏惧，他们认为自己无法改变它。但另外一些人从不怀疑自己能否做到。他们知道自己的目标，并朝着它前进，他们是实干家。他们之中有像克里斯蒂·亨德森博士这样的人，作为密西西比土生土长的人，她开车走了数千千米的乡村小道，向小镇上的护士和州议员们推广远程医疗网络；有像阿森松医疗集团的领导团队，他们飞越半个地球来到班加罗尔，寻找更好的方法来管理美国的医疗系统；还有像鲁希卡·费尔南多普勒医生这样的人，他重新塑造了全科医疗服务模式，节省了数十万美元的二级和三级医疗费用；当然还有德维·谢蒂医生，他怀揣着一心一意为贫困人群服务的使命，这个使命漫布在纳拉亚纳医院及HCCI的每个角落。

所有我们研究过的印度或美国创新公司都有一个共同点：它们都拥有一位有远见卓识的领导者，并且他完全致力于这项事业。我们相信，使命是印度以价值为导向的医疗服务五项原则中最重要的一项，我们在第一节就确定了这五项原则，并在本书中进行了阐述。使命是初始驱动力，没有它就无法进行革新。好消息是，我们可以在医疗健康服务行业中找到充分的使命，因为它是一个涉及生和死的行业。

找到"松动的砖"

当然，改革是存在障碍的。首先，印度和美国的市场有很大不同。

例如，在印度，医疗健康服务和报销通常是这样的：在医院接受治疗，患者支付现金。医生和患者通常都能准确地说出一个特定手术操作需要多少钱。这种透明度有很好的作用。它能加快支付速度，减少困惑和焦虑，降低因医疗费用导致破产的可能性，这也鼓励了极具竞争力的定价。事实上，大部分印度创新的驱动力来自对成本的考虑。而美国却是另一种情况，医疗创新来自对提高质量和安全性的追求，节省的成本（如果有的话）则被视为一种意外收获。

一些人了解这种差异后，便认为美国和印度的医疗健康服务体系从根本上是不相容的，认为逆向创新是行不通的。我们并不同意这个观点。这种差异的存在的确很有意思，但时代在变化，成本是当今美国医疗改革的争论焦点。对于打算改革医疗服务体系的革新者来说，无论着重成本还是服务质量，顺序上的差异是无关紧要的。为什么？因为我们一再表明，以价值为导向的医疗健康服务的 3 个要素（更低的费用、更高的质量和更广的可及性）能相互促进，彼此加强。这是一个良性循环，不管你从哪个环节着手改革都不影响。

对革新者来说，更让他们畏惧的是美国医疗健康服务行业监管环境。如果他们想尝试在纳拉亚纳医院、LV 普拉萨德眼科医院、亚拉文眼科医院已经很常见的任务转移，医疗专业协会、工会、专业社群、政府监管机构的相关人员很快就会出现在他们面前和他们对抗。相比之下，在印度，这个行业有更多的创新自由，因为政府的监管要宽松得多，而且没有那么高度组织化的专业协会来阻碍改革的实施。这些差异和其他原因的存在，使得印度医疗服务提供者直接转向了以价值为导向的竞争性服务，而美国医疗服务提供者陷入了一种奇怪的市场动态——"管制下的竞争"，这是一个首先为特权利益服务，其次才为患者服务的体系。

我们可以注意到，很少有企业像美国邮政系统或出租车服务那样受到严格监管，但联邦快递（FedEx）和优步（Uber）还是找到了克服监管阻碍的方法。阻碍美国医院发展的不是监管，而是缺乏意愿和领导力，以及对成本漠不关心的组织文化。正如塔夫茨医疗中心荣誉首席执行官和董事会副主席艾伦·赞恩告诉我们的那样："我们根本无法承受健康保险费年复一年的上涨——我们需要一个医疗健康服务行业的优步！[1]"

从好的方面看，美国的医疗健康服务体系是一个建造不稳的体系，充满了"松动的砖"，每一块都代表着一个改革的机会。

鲁希卡·费尔南多普勒医生就是在大西洋娱乐城发现了一块"松动的砖"，大西洋娱乐城的工作人员有高成本的慢性病问题，如高血压、糖尿病和肺气肿，这使工会提供的医疗健康服务资源十分紧张。当地工会组织采取的是自我投保的方式，非常关心成本控制，这给了费尔南多普勒改革的空间。我们已经看到费尔南多普勒是如何扭动那块"松动的砖"并把它搬走的，他用全科医疗服务体系取代了昂贵的专科转诊体系，这种全科医疗服务大部分是由没有受过医学培训的一线健康教练提供的。这是一个直接逆向创新的例子：费尔南多普勒曾在国外的医疗支援任务中见过这样的社区卫生工作者，他引用了这种改革方式，并改进了它，开始逐一应对不断出现的监管问题和来自保险公司的要求。

从某些方面来说，费尔南多普勒完成这件事的难度被降低了。他可以实行彻底的任务转移，因为爱奥拉医疗是他的公司，他是制定规则的人。与他签订合约的医生们都承诺专注于这种新型的医疗健康服务模式。费尔南多普勒并没有试图改变一家公司的组织文化，而是发明了一种新的文化。

改变根深蒂固的医疗文化相对要困难得多。问问加里·卡普兰就知道了。他是西雅图市弗吉尼亚梅森医疗中心（Virginia Mason Medical Center）的首席执行官，该中心是美国最早实施改革的医疗健康服务机构之一。早在 2000 年，在弗吉尼亚梅森医疗中心陷入财务困境时，卡普兰就开始把该机构从以医生为中心的组织转变成以患者为中心的组织，当时他的根本目标是以低成本提供高质量的医疗服务。18 个月过去了，卡普兰仍在与医生们协商——持否定态度的医生一个又一个地出现，而且这种抗议毫无委婉之意。当这位首席执行官希望他的一位外科医生去日本学习丰田（Toyota）所推崇的精益质量控制体系时，这位外科医生断然拒绝了——因为他认为自己是位艺术家般的工匠，学习生产线般的医疗流程和精打细算的方式有损他的尊严。许多医生如今仍然是这么认为的。

卡普兰从自己的经历中得出结论：改变一家美国大医院很难，即使是在真正实施措施之前的概念阶段。造成这种困难的不仅是传统文化，还包括组织思维的缺乏。当他第一次探索以价值为导向的医疗健康服务的良好模式时，他调查了美国最好的医疗系统：密歇根大学、约翰斯·霍普金斯大学、梅奥医学中心（Mayo Clinic）、麻省总医院（Mass General）和斯坦福大学。"这些医疗系统中连以价值为导向的管理系统都没有。"他告诉我们[2]。就这样，卡普兰最终将视线转向了日本丰田。约翰·多伊尔讲述的故事与之相似，他回忆当时阿森松医疗集团在美国到处寻找一种真正意义上的医疗健康服务网络——例如，具有集中供应链、精细库存控制或协同操作的质量控制方案（跨部门或机构）。阿森松医疗集团最终创造了自己的体系，并从印度的纳拉亚纳医院那里借鉴了理念。

这些故事之所以重要，不仅是因为它们指出了建立以价值为导向的医疗健康服务面临的文化和组织障碍，还因为它们向我们表明，这些障碍是可以克服的。加里·卡普兰最终改变了弗吉尼亚梅森医疗中心的组织文化（在该医疗中心的 400 名医生中，只有 10 名离开了这个团队），他也将弗吉尼亚梅森医疗中心的产出提高了 44%[3]。我们也看到阿森松医疗集团在质量、效率和成本控制方面取得了令人印象深刻的进展。

这些成功令人振奋，因为在美国医疗健康服务体系改革中有太多的障碍：政府监管、按服务项目收费的支付系统、飞涨的保险费用、不透明的计费方式、医疗事故诉讼、过度建设的医院、专利和药物保护、美国食品药品管理局的审批程序、工会规定和利益成本、保护主义的专业协会、高昂的医学院学费等。但是，如果弗吉尼亚梅森医疗中心、阿森松医疗集团、爱奥拉医疗和密西西比大学医学中心能够改变现状，那么其他人也可以通过改变"松动的砖"来改变现状。

我们喜欢"松动的砖"这个比喻，因为它抓住了我们在早期进行以价值为导向的医疗健康服务变革时注意到的东西。所有创新者都面临着障碍，但最终都找到了方法来克服它们，他们不是通过推倒重建的方式来克服，而是从体制内部开始变革，与体系内既得利益者合作，共存互联，互相说服。他们非常着重筹划。在密西西比州，克里斯蒂·亨德森博士在扩大远程医疗网络的同时，小心地确保她的举措没有蚕食乡村医生的业务。当游说州议员们为远程医疗咨询服务提供医疗保险赔付覆盖时，她确保这一游说能涉及每一位议员的议题，并让每一个地区受益。在弗吉尼亚梅森医疗中心，加里·卡普兰花了数年时间与员工谈论改革，并向他们保证，没有人会因此失业。

我们不能保证给我们的创新者一个光明和有利的未来，现在宣布胜利还为时过早。当前这批以价值为导向的医疗健康服务实践不过是一个开端，只是未来可能发生的事情的一瞥，我们认为它们是来自未来的微弱信号。这本书的目标就是放大这些信号，鼓励其他人进行新的尝试。

一个成熟的以价值为导向的医疗健康服务体系在美国将会是什么样子的呢？它会是一个体现印度典范医院五项原则的体系吗？我们不知道，但我们相信，这个体系将从本书中看到的那些充满希望的"下一个实践"中产生，并最终形成将被世界各地医疗健康服务体系采用的可持续的最佳实践模式。这也是全球经济改革的本质：出现、传播、逆转，然后再次传播，覆盖更大的市场，带来更大的好处。

改革的机会：它已经出现

我们希望以预测和呼吁来结束这本书。首先是预测：现状不会持续下去。随着美国医疗费用越来越难以负担，相关利益方会给医疗健康服务体系带来更

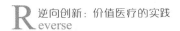

大的压力，促使体系变得更有价值意识。这是自由市场的本性，符合各方的利益。正如我们一次又一次见证到的，改革可以来自任何地方，所有的利益相关者都可以扮演重要的角色。下面是我们看到的一些机遇（见图 2-2）。

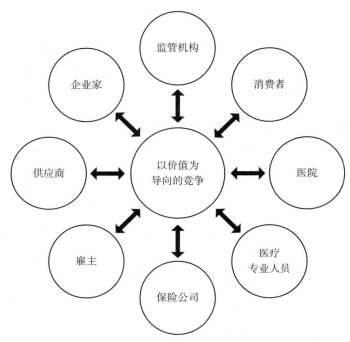

图 2-2　促进美国实现以价值为导向的竞争的关键因素

监管机构

联邦政府是美国医疗健康服务体系最大的支出方，也是最有影响力的机构。虽然人们很难预知政府的监管侧重和财政支出在医疗方面的分配，但以价值为导向的医疗健康服务已经成为一种趋势。医疗保险和医疗补助服务中心一直在尝试风险分担措施和按服务项目付费模式的替代方案，包括捆绑定价和按人头付费，并试图进行一些贴近以价值为导向的竞争战略[4]。2015年《医疗保险准入和儿童健康保障再授权法案》（Medicare Access and CHIP

Reauthorization Act，MACRA）中的一些改变激励了医疗服务方降低成本、提高质量和升级信息技术。以价值为导向的试验也正在各州进行。例如，阿肯色州已经对包括沃尔玛（采取自我投保方式）在内的私人支付机构和公共支付机构之间进行了捆绑支付改革。加利福尼亚州向州政府工作人员提供了价格表，详细说明了不同保险公司将为某些特定手术操作支付多少费用。马里兰州已经设定了限制人均医疗健康服务支出的目标[5]。

这些都是重要的进展。美国政府也可以将注意力投向国家远程医疗网络发展及任务转移的实施。美国已经接受了辅助医疗人员、高级执业护士和医生助理的角色，那为什么不能像我们在印度看到的那样，开展社区视力筛查和雇用初级外科医生，或者像鲁希卡·费尔南多普勒医生在全科医疗领域开创的那样，更广泛地使用健康教练？认证新的专业和非专业职位不仅能降低医疗健康服务成本，还能创造数千个新的中层职位。通过这些改革的例子，我们认为监管机构有理由在未来 10 年将总体成本削减 30%～40%，而且政府在发展全国远程医疗网络方面将发挥重要作用。

消费者

随着保险共付额和自付额的增加，美国消费者已经开始像印度消费者一样，以价值为导向来选择医疗健康服务。在未来，我们将看到重视价值的消费者通过以下方式推动改革：要求价格透明、询问更多关于风险和结果的问题、利用新的消费工具、对新型卫生工作者的服务持开放态度、接纳新的医疗服务提供方式（例如家庭医疗、远程医疗和移动应用程序）。

我们还看到消费者通过自我保健（作为一种规避下游成本的方式）为自己的健康和疾病管理承担起更多责任。当消费者试图推动医疗服务体系朝着以患者为中心的方向发展时，他们可能会通过患者辩护和集体诉讼渠道求助。我们认为，患者是医疗健康服务中最大的未开发资源，只有医疗健康服务更加以患者为中心——以价值为导向的医疗服务的一个关键目标，这份资源的潜能才会被发现。弗吉尼亚梅森医疗中心的首席执行官加里·卡普兰告诉我们："医疗健康服务体系仍然是围绕医生和护士设计的，而不是围绕患者。你仔细想想，什么是候诊室？它不过是让患者准时到达然后在那里等医生的地方[6]！"

医院

如今的美国医院太大，也太贵了。医院可以采用几种以价值为导向的解决方案。第一，医院必须大幅削减在建筑和设施上的资本支出，太多医院看起来像七星级酒店，拥有与医疗结果无关的奢侈品。第二，医院应该寻找将固定成本转化为变动成本的方法，就像费城儿童医院那样，向社区医院派遣专家，并在必要时租用床位。第三，医院可以更有效地利用固定成本资源，就像梅奥医学中心当年为成人心脏手术创建的"专注工厂"一样[7]。第四，医院可以通过细致的设备维护来延长昂贵设备的使用寿命，就像印度所做的那样。第五，医院可以通过缩短转移患者进出手术室的时间来减少手术室的空置期，以提高昂贵资源的使用率。

即便上述措施显著提高了医院的利用率和效率，也不会使医疗支出限制在一定范围内，因为美国医院的固定成本实在太高了。不仅如此，这种效率还会在一个已经过度构建的体系中创造额外的容量。"在按服务项目收费的医疗模式下，医院会尽量保证住院人数，并且让更多的人住进医院，"健康行业风险投资公司苹果树合伙公司（Apple Tree Partners）的合伙人之一黛安娜·戴奇（Diane Daych）说，"但在以价值为导向的购买方式下，他们要通过让大众保持健康尽量不住院来赚钱——这在现有的医院里很难实现。"[8]

医院如何应对即将到来的产能过剩？随着老龄化人口对医疗健康服务的需求增加，某些（但不是全部）产能应该会被吸收。数百万低收入、以前未参保的美国人可能也将被医疗保险覆盖。医院应该明智地管理这种有利的新需求环境，找到吸收行业过剩产能的新途径。把医院的病床闲置起来是最后一招，但对社会来说，这远比接纳不需要住院的患者好得多。像其他固定成本高的行业一样，医院必须停止对容量的追求，开始考虑合适的规模。那些能够将过剩的产能转化为利润和共同利益的有远见的人，将成为未来医疗健康服务领域的英雄。

医疗专业人员

美国医生在医疗健康服务改革者那里受到很多抨击，他们常常被认为是阻挠者的角色，因为他们曾经广泛抵制任何可能威胁到他们权威性、独立性或收入的改革。但是，我们看到了印度和美国那些勇于追求改革的医生和医生企业家的卓越工作，以及美国医生和护士穿着工作服和白大褂参加医疗健康服务改革的示威游行。医疗专业人员正走在前列。

我们在这本书中介绍的成功企业都是由医疗专业人员创办的，他们有 4 个共同点：致力于卓越医疗、具有企业观、真正喜欢团队合作、对患者有真诚的同理心。许多美国医学生一开始就是这样的。许多人对现状感到沮丧，他们更希望专注于自己的职业，而不是烦琐的手续和文书工作。让我们利用这种精神，我们相信，当医生领导者们找到正确的模式时，其他医疗专业人员也会愿意与他们合作，并产生积极的连锁反应。我们看到医生、护士、医生助理和其他医疗专业人员不仅通过自身实践和医院活动，还通过医疗培训、患者宣传等行动，带头开展了重要的改革活动。

保险公司

随着保险费和自付额的上涨，越来越多的利益相关者将会质疑占总收入 15%～20% 的私人健康保险公司的作用。保险公司必须想办法降低医疗健康服务的实际成本，而不是通过无休止地提高保费来维持利润，或是在形势艰难时可耻地退出市场。

幸运的是，以价值为导向的医疗健康服务的价值主张（"高质量、低成本、全民覆盖"）对保险公司来说是一个三赢主张。我们可以看到一些有趣的实践，包括风险共担、按人头付费、下游激励和捆绑支付，这些都有助于推动医疗服务体系朝着价值医疗的方向发展。在现有体系之外，单一支付模式仍有许多支持者。改革者需要更努力地研究彻底去中心化的模式，比如高端私人服务、当地互助协会和直接预付费用给医生团体等，从而寻求当前保险体系改革的思路[9]。

雇主

在美国，65 岁以下的人中有一半以上通过雇主资助计划获得医疗保险。这些计划花了雇主很多钱，需要专门的公司福利支持，并压低了员工的工资。越来越多的雇主希望控制这些成本，他们与员工讨论医疗健康服务的价值和员工的选择。越来越多的雇主可能会与爱奥拉医疗这样优先考虑预防的公司合作，并鼓励员工选择非传统的医疗服务方，比如开曼群岛健康城。

《财富》500 强企业拥有提倡印度式改革的影响力，这些企业将大量消费者引向医疗健康服务提供者。2009 年，当英特尔（Intel）向它的医疗健康服务提供者传授"精益"方法时，某些疾病的治疗成本就下降了 24% ~ 49%[10]。2018 年 1 月，亚马逊（Amazon）、伯克希尔·哈撒韦（Berkshire Hathaway）和摩根大通（JPMorgan chase）这 3 家大公司宣布合作，这有可能打破医疗服务现状，引发一些大胆的自下而上的改革。我们可以更多地采用以价值为导向的思维方式！

供应商

随着美国医疗健康服务转向以价值为导向的竞争，医疗设备制造商、药品供应商、外科手术耗材及其他医疗产品的供应商都将不得不大幅降价。这些一直躲在我们过度发展的医疗服务体系里的参与者，面临着被创业公司消灭的风险。还记得纳拉亚纳医院为了节省成本而决定在当地生产手术服的做法吗？此举导致一家定价过高的手术服生产商破产。供应商还可以从手机行业学到一个重要的教训：当手机行业与贫穷国家的数亿新用户签约时，即使价格大幅下降，手机的销量和利润也会激增。这对生产者和消费者来说是双赢的结果。这些动力该如何应用于医疗健康服务行业呢？

企业家

数字科技已经改变了许多美国行业，如制造业、银行业、零售业和出版业。美国医疗健康服务的数字化早就应该得到改善，而风险投资家们也在全力投入，目前他们每年向数字化医疗创业企业投资达 40 亿美元[11]。这是一个重要的发展，而精通此道的印度公司可以为美国指明方向。但企业家们能想到硬件、软件、医疗设备、药品之外的东西吗？他们能有更大的格局吗？他们能针对整个医疗服务生态系统吗？他们能将注意力转向如爱奥拉医疗和海外医院那样更具颠覆性的商业模式吗？我们认为他们可以，并且将会这么做。医生可以在这方面发挥重要作用，未来几年将出现一个全新的医生企业家阶层。

上述所有参与者在医疗健康服务体系中都可能有重要贡献。我们并不指望齐心协力的行动立刻发生，但我们知道，任何一个领域的改革都会在其他领域引发连锁行动，因为美国医疗健康服务体系中的参与者是相互依存的。监管机构或自保雇主可能会促使医生和医院做出改变。医院可能会说服供应商和保险公司做出改变。创业企业可能会唤醒老牌企业。外国企业的加入可能会影响本土企业的生存。

我们相信，变革会经历一系列的颠覆过程，有些是本土自发的，有些是逆向创新。随着时间的推移，这些变化将在整个体系中产生连锁反应，直到某一时刻，现状被打破，美国医疗健康服务的改革就会有突然而显著的推力。这就是革新的原理，首先是渐进的，然后是突然的，而且有时是痛苦的。

"迄今为止，医生和医院都没有遭受过这些颠覆性变革的痛苦。" 2017 年，永久医疗集团前首席执行官罗伯特·珀尔在印度访问了德维·谢蒂之后说道，"但那样的日子就要结束了，我认为，即使是期待变革发生的人，也想错了方向。他们以为，颠覆性变革将由谷歌和苹果等公司或创业企业主导引发，但根据我在印度的经历，他们应该放眼全球看看是否有其他可能性。"[12]

我们同意他的观点，而且我们相信，现在正是开始做出改变的时候，以价值为导向的改革才刚刚起步。机遇很多，回报也很多，现在就看你了。你最了解你所在的行业，你知道"松动的砖"在哪里。

这是我们的呼吁：

写下一个伟大的想法，找到一块"松动的砖"，想想你在这本书中读到的和听到的关于印度和美国医疗创新模式的内容，然后朝着改变迈出坚实的一步。看看你能走到哪里。然后，重复再做一遍。

我们在印度和美国见到的医疗健康服务革新者的远见卓识、同情心、活力和商业意识给了我们很大的启发。我们希望这本书能激励你勇敢地走自己的路，到达你的社会责任心和商业头脑所指引的地方。医疗健康服务正等待着你的创新想法，全世界数十亿人也正等待着你的创新。

附录 A
印度？真的行吗？
对将印度实践经验引进其他国家的质疑的回应

在过去的 5 年里，当我们与同事分享我们的研究时，他们对"印度可以为美国医疗健康服务改革提供经验"一说产生了怀疑。

"印度？"他们问，"你确定？"

"是的，就是印度！"我们一次又一次地回复。

但这个质疑声是可以理解的。毕竟，与美国或中国相比，印度在医疗健康服务领域的整体表现仍有很多需要完善的地方（见表 A-1）。因此，我们希望回应一些反复出现的疑惑。持有怀疑态度的人通常分为两个阵营：对典范医院结果的怀疑和对逆向创新的怀疑。接下来，让我们一个一个来说明。

表 A-1 卫生保健统计：印度、中国和美国

医疗健康服务指标	印度	中国	美国
2014 年人均医疗卫生支出总额 / 美元	75	420	9403
2014 年总医疗卫生支出中个人医疗卫生支出占比 /%	70.0	44.2	51.7
2014 年个人医疗卫生支出中现金支出占比 /%	89.2	72.3	11.1
2015 年婴儿死亡率（每 1000 名活产中不足 1 岁死亡的婴幼儿占比）/%	37.9	9.2	5.6
2005—2011 年由技能熟练的卫生工作者接生占比 /%	58（乡村：37）	96	99

续表

医疗健康服务指标	印度	中国	美国
2011 年医生总数 / 人	922177	2020154	767782
2011 年每 1 万人拥有的医生数 / 人	7.0	15.0	24.5
护士和助产士总数 / 人	2124667	2244020	2927000
每 1 万人拥有的护士和助产士数 / 人	17.1	16.6	98.2
2014 年每 1 万人拥有的病床数 / 张	9	42	30

资料来源：根据世界银行、世界卫生组织数据库和 2017 年世界卫生统计数据（监测可持续发展目标的卫生状况）编制。

对结果的怀疑：印度典范医院真的实现了高质量又低成本的全民医疗吗？他们真的盈利了吗？

在这里，我们将讨论来自经济学家、保险公司、患者权利维护者和医院首席财务官的 5 个常见问题。第一节的表 1–2 给出了印度和美国一系列医疗项目的价格，这会有助于我们的讨论。当开始这项研究时，你可以从表 A–2 中深入了解我们的典范医院亚拉文眼科医院在 2012—2013 财年的医疗价格、医疗质量、数量、医疗补助和财务结果等方面的信息。

表 A–2　2012—2013 财年亚拉文眼科医院财务信息

项目	亚拉文眼科医院	与美国或英国比较
白内障手术的超低价格 / 美元		
就诊（包括综合视力检查）	1	
免费患者	免费	
付费患者（手法小切口白内障手术和硬性人工晶状体，当天出院，包含所有费用）	100	3500 ~ 9000，取决于晶状体和医院
付费患者（超声乳化白内障吸除术，人工晶状体，私人病房）	247	
可及性和服务量		
每年门诊患者总数 / 人	2840000	未知
每年白内障手术数量 / 例	349000	28076（纽约眼耳专科医院[a]）

续表

项目	亚拉文眼科医院	与美国或英国比较
眼科手术补助患者		
免费患者占总患者人数的比例 /%	51	未知
工作数量		
资深眼科医师每年平均手术数 / 例	1000 ~ 1400	未知
并发症发生率 /%		
囊破裂和玻璃体脱出	2.00	4.40（英国国家医疗服务体系）
皮质清理不完全	0.75	1.00（英国国家医疗服务体系）
虹膜创伤	0.30	0.70（英国国家医疗服务体系）
持续性虹膜脱出	0.01	0.07（英国国家医疗服务体系）
前房塌陷	0.30	0.50（英国国家医疗服务体系）
玻璃体内核碎片丢失	0.20	0.30（英国国家医疗服务体系）
玻璃体内人工晶状体丢失	0.01	0.16（英国国家医疗服务体系）
财务结果		
总财政收入 / 美元	35000000	153000000（纽约眼耳专科医院）
税息折旧及摊销前利润率（占总财政收入）/%	40	未知
净利润率（占总财政收入）/%	34	未知

注：按照 2012—2013 年汇率，以 1 美元兑换 50 印度卢比的汇率将印度卢比转换为美元。

a：2012 年《美国新闻与世界报道》将纽约眼耳专科医院（New York Eye and Ear Infirmary）列为美国眼科医院排行榜中的第 11 位，其是愿意公开服务量和财务数据的医院中，在全球排名最高的眼科医院。

医院的账单真的那么低吗？是否有隐藏的费用？

医院的账单的确这么低。表 A-2 中所示的价格为捆绑价格，即所列手术操作的全部价格，包括诊断和随访服务及特定情况下所需的任何非计划内的检查或手术操作。这些价格对患者通常是透明的，因为在印度保险覆盖范围有限，患者必须自掏腰包。有时，非医疗设施如私人病房也可以升级，但这些通常是单独定价。显而易见，印度典范医院收取的不仅仅是低手术价格，也是超低的综合价格。

例如，亚拉文眼科医院的综合视力检查费仅为 1 美元，这是一个足以鼓励每个人接受检查的价格（见表 A-2）。白内障手术的价格包括术前咨询、住院与手术室费用、外科医生费用、药物、康复、食宿和术后咨询。亚拉文眼科医院还为贫困患者提供免费的筛查、免费的眼镜、免费的住宿，以及在需要手术时从乡村到医院的免费交通。

同样，纳拉亚纳医院的冠状动脉搭桥术价格为 2100 美元，包括术前检查、手术费用、医生费用、药物和术后恢复。这还不是补贴价格，事实上，纳拉亚纳医院的成本比价格更低，估计每一次心脏直视手术的成本在 1100～1200 美元。

最后要提到的是我们的妇产科典范医院生命之春医院，该医院正常分娩的价格是 120 美元。这个价格包含产前检查（包括多次咨询产科医生、三次超声波检查、生化检验和艾滋病毒检测）、分娩、药物和住院费用。剖宫产则要多付 180 美元的手术费用。生命之春医院还为所有患者提供一个月的产后护理，包括政府资助的疫苗接种，以及产科医生和儿科医生各一次接诊。生命之春医院将这些价格公布在医院大厅显眼的位置，所以患者在收到账单之前就能明确一次分娩要花多少钱。

在价格超低的情况下，这些医院真的是高质量医疗服务吗？

当然，请看表 A-3 中的质量指标。我们挑选这些医院作为范例是有原因的。这些医院的创始人都曾接受过高标准的培训，其中 4 个在美国和英国接受过培训，因此高质量的医疗健康服务是他们的要求。其中几家医院也获得了国际医疗卫生机构认证联合委员会附属机构（JCI）或印度国家医院和医疗保健供应商认证委员会（NABH）的认证。但亚拉文眼科医院选择不进行认证，因为该医院担心认证会扼杀变革和减少创新，但如表 A-2 和 A-3 所示，亚拉文眼科医院的医疗服务结果与英国国家医疗服务体系（NHS）的医疗服务结果一样好，甚至更好。而妇产科医院生命之春医院的规模还不足以申请认证。

表 A-3　印度医院的医疗服务质量指标

医院	认证方 [a]	质量指标（如有）		
亚拉文眼科医院	有选择地采用NABH流程，但不进行认证，因为这不利于亚拉文眼科医院的创新实践	**并发症发生率 /%**	（英国）NHS 医院	
			西方眼科医院，2004 年	穆尔菲尔兹眼科医院，2003 年	亚拉文眼科医院，2008—2009 年
		●玻璃体脱出	1.10	0.70	0.71
		●眼内炎	0.10	0.00	0.04
		●主要并发症的总发生率	2.40	2.40	1.15（全日制医生为0.80%）
爱心医院	NABH		西方标准	爱心医院	
		●需要紧急血管成形术的患者	1/200	1/20000	
		●实施紧急血管成形术患者的病死率 /%	50	50	
德干医院	NABH	德干医院因终末期肾病接受腹膜透析的患者的医疗结果与美国接受血液透析的患者的医疗结果在统计学上是相同的，在美国血液透析更常见但费用更高。德干医院患者的 5 年生存率高于美国血液透析患者的平均值，分别为 50% 和 41%		
HCG 肿瘤医院	NABH	**乳腺癌（HCG 肿瘤医院最常见）5 年生存率 /%**	2003—2009 年美国平均水平（SEER 数据库 [b]）	2003—2009 年HCG 肿瘤医院的平均值	
		●总生存率，1～3 期合并	89.2	86.9	
		●生存率，局限性癌症（1 期）	98.6	96.2	
		●生存率，局部扩散癌症（2～3 期合并）	84.4	82.2	
生命之春医院	未经认证	未知		
LV 普拉萨德眼科医院	NABH	未知		
纳拉亚纳医院	JCI NABH	纳拉亚纳医院的冠状动脉搭桥术后 30 天死亡率为 1.27%，而美国平均值为 1.2%。《柳叶刀》一篇文章所引用的一项最新研究表明，纳拉亚纳医院和美国的该项数据分别为 1.4% 和 1.9%。纳拉亚纳医院的"冠状动脉后并发症发生率"优于美国基准值 2%；"血管成形术后平均住院时间"也优于美国基准值 2.5 天 [d]		

a. 国际医疗卫生机构认证联合委员会附属机构（JCI）是国际医疗卫生机构认证联合委员会的国际分支机构，它是一个独立的非营利性组织，在美国为超过 15000 个医疗健康服务机构提供认证。印度的同类机构是国家医院和医疗保健供应商认证委员会（NABH）。JCI 的认证通常仅限于机构的王牌医院，而 NABH 的认证则更广泛。

b. 美国国家癌症研究所的"监测、流行病学和最终结果（Surveillance, Epidemiology, and End Results, SEER）"项目提供了癌症统计信息，该项目的目标为减少美国人民的癌症负担，项目由隶属于美国政府的国家癌症研究所进行研究。

c. 根据卡纳、兰根、马诺卡兰对纳拉亚纳医院的案例研究《纳拉亚纳医院：为贫困百姓提供心脏医疗》（波士顿哈佛商学院于 2005 年出版）。此外，纳拉亚纳医院的患者风险可能比美国患者风险更高，原因有 4 点：第一，作为印度（和全球）最大的心脏病医院，纳拉亚纳医院接受了可能被其他医院拒绝的并发症患者；第二，印度人比其他许多国家的人更容易出现严重的心脏问题；第三，印度人一般在疾病晚期才进行心脏手术；第四，印度医院以外的卫生条件差、污染严重，这可能增加术后并发症和病死率。

d. 应用了《美国治疗学杂志》（*American Journal of Therapeutics*）的衡量指标。

一些典范医院还根据国际医疗标准对自身设置了基准（包括不同手术操作的并发症发生率）。数据表明，他们的医疗结果与西方国家医疗结果一样好。例如，2003—2009 年，HCG 肿瘤医院乳腺癌患者（1~3 期合并）的 5 年生存率平均为 86.9%，而同期美国此类患者的生存率平均为 89.2%。德干医院因肾衰竭接受腹膜透析治疗的患者的治疗结果与美国接受血液透析治疗的患者的治疗结果在统计学上没有差异。血液透析在美国很常见，但这是一种更昂贵的治疗方法。

亚拉文眼科医院一直受到极大的关注，可能是因为它在印度成功运营了 40 多年。加利福尼亚大学旧金山分校著名眼科医师戴维·F. 张（David F. Chang）和其他医师严谨的研究成果表明，亚拉文眼科医院革命性的手法小切口白内障手术的治疗效果能够与昂贵复杂的超声乳化白内障吸除术相媲美[1]。事实上，在《英国眼科学杂志》（*the British Journal of Ophthalmology*）的一篇论文中，戴维认为，在白内障病情更加严重（通常是因为未及时治疗）的发展中国家，这种技术可以比超声乳化白内障吸除术有更好的效果[2]。在与亚拉文眼科医院同事的其他研究中，戴维发现亚拉文眼科医院采用的简化消毒方法和非传统的手术室方案没有产生比传统方法与方案更高的感染率，而且亚拉文眼科医院的治疗结果与那些服务量小、手术速度慢的医院一样好[3]。

医院真的为穷人服务吗？还是只为富人服务？

对印度这样的国家来说，以富人为目标群体肯定能使医疗健康服务获得成功。精英、大亨、高级别政治家和外派管理人员——这些人和穷人一样有生老病死，而且他们愿意支付高额的医疗费用。但印度典范医院却不是高端医疗服务，如第一节所述，印度典范医院向所有人提供服务，而且经常为穷人提供免费或有补贴的服务。例如，生命之春医院在海德拉巴市及其周边地区设有连锁妇产科医院，其大部分患者都是贫困人群，他们支付的费用要比印度其他私立医院的费用低 50% ~ 70%。

大部分的印度创新难道不是只涉及非常简单的手术操作和实践吗？

有些是，有些不是。我们介绍的 3 家印度医院确实提供常规而简单的医疗服务，如白内障手术和妇产保健，但其他 4 家典范医院则有很多心脏诊疗、肾脏诊疗和癌症治疗方面的复杂手术操作。而且，这 4 家医院还采用了许多与眼科医院和妇产科医院相同的管理革新。因此，我们在第二节、第三节中所讲的医疗健康服务的突破性商业模式适用于所有医疗手术操作，可供所有医院实践。还有一点需要注意：医学领域是在不断进步的，过去复杂的事情如今变得更加简单了。我们相信，随着时间的推移，印度的这些革新将更广泛地用于各种医疗手术操作和医疗管理实践。

印度医院真的能盈利吗？

是的，正如我们在第一节中讲到的，他们的确盈利，而且收入相当可观。虽然亚拉文眼科医院是一家非营利性医院，而且在我们研究的医院中，其免费或补贴的患者比例是最高的，但其税息折旧及摊销前利润率（常用来衡量公司业绩）和净利润率最高。LV 普拉萨德眼科医院自成立以来也取得了类似的成功，在扣除所有运营成本及培训和研究费用后，其每年都有剩余资金。所以，印度医院的确是盈利的。几十年来，这 7 家印度医院已经实现了美国医疗健康服务改革人士一直在谈论的、梦寐以求的、为之奋斗的目标：为每个人提供高质量、低成本的医疗健康服务，且账户里还有剩余的资金。

对逆向创新的怀疑：美国医院真的能采用印度的做法吗？

我们在第二节中指出，印度存在的 3 个现实条件是他们实施以价值为导向的竞争的基础：一是大量的低收入人口，大部分患者使用现金支付医疗费用；二是医疗健康服务资源短缺；三是行业不受约束。在这些方面，美国的情况与印度恰恰相反（见表 A-4"印度与美国的医疗健康服务背景对比"）：美国大部分中产阶级依靠第三方保险公司承担大部分医疗费用；美国普遍存在医疗资源过剩的情况（虽然医疗资源分布不均）；医疗健康服务受到高度监管[4]。多年来，美国一直避开以价值为导向的竞争模式，更倾向于"管制下竞争"，比如按服务项目收费这样误导了行业参与者动机的赔付系统。因此，美国医疗健康服务体系的发展方式与印度医疗健康服务体系是完全不同的。

当印度患者四处寻找"价值医疗"时，美国患者则对价格毫不关心，因为有第三方为他们支付医疗费用——这也增加了管理的复杂性和系统成本。因为大部分医院的成本（如医生和护士的工资、建筑物和设备的折旧、管理费用和利息费用）是固定的，所以医院迫切地希望提高医疗服务的数量和利用率。所谓供应拉动需求，多造一张病床，就能多拥有一张占用的病床。而按服务项目报销的方式鼓励了服务提供方对患者进行不必要的检查和手术操作，这种医疗服务方式并没有带来什么正面影响，只是单纯使服务方提供了更多不必要的服务。最终结果是美国的医疗健康服务变得异常昂贵，质量又参差不齐。

表 A-4　印度与美国的医疗健康服务背景对比

印度	美国
很多低收入、有价格意识、需要自费的患者	由保险承担大部分费用，患者不担心成本
产能严重不足	产能严重过剩（病床、设备） 固定成本非常高（病床、设备、医生）
行业管制宽松，导致了以价值为导向的竞争模式；相对容易进行改变	高度管制，包括按服务项目报销；受到以往遗留问题的阻碍

逆向创新的质疑者可能还会注意到，即使我们对印度典范医院成果的特征描述是准确的，那美国和印度之间的背景差异是否会限制这些成果转移和应用于美国医疗健康服务体系呢？答案是肯定的，当然会有一些限制和相应的调整，但我们看重的是，有多少可以转化为好的结果。

接下来看看我们经常被问到的关于印度逆向创新的 5 个问题。

劳动力成本呢？难道这不是印度成本节省的主要原因吗？

令人惊讶的是，并不是。在印度，护士、辅助医疗人员和管理人员的工资肯定比美国低，有的甚至是低很多。有些人的收入仅为美国医院同类员工收入的 2%～5%。但在印度典范医院里，工资账单占医院人员支出一半以上的医学专家就另当别论了。许多印度医生返回印度工作前，都在美国或英国接受过培训和实践，他们技术娴熟，且具有经济头脑，他们明白自己在全球市场上的价值。印度的心胸外科医师、肾脏科医师、眼科医师和肿瘤医师的收入通常占美国同行收入的 20%～74%[5]。例如，亚拉文眼科医院的眼科医生年收入为 5 万美元，而美国眼科医生的平均年收入为 25.3 万美元；纳拉亚纳医院的高级心胸外科医师年收入为 15 万～30 万美元，而美国同行的收入中位数为 40.8 万美元。

我们把医生和其他工作人员的工资调整为美国水平，重新计算了在纳拉亚纳医院进行心脏直视手术需要的成本。我们发现，即使考虑到相应的工资因素，而且不减少员工人数来匹配美国较低的人员配备，纳拉亚纳医院的心脏直视手术成本仍仅为美国医院类似手术的 3%～12%（见表 A-5）。因此劳动力成本差异并没有那么重要。

表 A-5　纳拉亚纳医院的心脏直视手术：工资只是总成本计算等式中的一部分

低工资是印度医疗健康服务低成本的因素之一，但影响并没有我们以为的那么多。

纳拉亚纳医院表示他们的心脏直视手术费用为 2100 美元，其中 1/3 用于支付人员工资

印度手术人员工资
690 美元

加上其他费用
1410 美元

工资在医生和其他员工之间平均分配。假设美国医生的平均工资是印度医生的 2 倍，其他员工的平均工资是印度员工的 20 倍，下面是美国的工资水平：

按美国工资水平
医生工资 345 美元 ×2
+
其他员工工资 345 美元 ×20

美国总工资水平
7590 美元

所以，当印度的工资与美国相当时，手术的总成本是多少？

按美国水平计算的纳拉亚纳医院总手术费用
美国工资水平
7590 美元
+
其他费用
1410 美元

心脏直视手术总费用
9000 美元

这个费用仍然低于美国心脏直视手术总费用 75662～342087 美元（得克萨斯州，2010 年数据）

此外，我们的印度医院面临着美国医院不存在的成本因素。例如，支架、瓣膜和骨科植入物等进口设备，以及 CT 扫描仪、PET-CT 扫描仪、MRI 器械和回旋加速器等高端设备均需缴纳运输成本和进口关税。印度的资金成本每年可高达 14%，是美国的 2 倍以上。而且班加罗尔和海德拉巴等城市的土地成本非常高——是曼哈顿的 2/3。因此，举例来说，纳拉亚纳医院的 21 个劳动力成本优势（21-point labor-cost advantage）可以与克利夫兰医学中心的 17 个劣势（17-point disadvantage）相互抵消（见表 A-6），主要包括医疗用品、药品和其他直接费用。总而言之，与美国医院相比，印度医院有低成本的部分，也有高成本的部分。

表 A-6　克利夫兰医学中心和纳拉亚纳医院的成本结构对比

项目	2012 年克利夫兰医学中心各项支出占收入的百分比 /%	2012 年 12 月纳拉亚纳医院各项支出占收入的百分比 /%
工资	55	34
医疗用品	10	16
药品、试剂、血库血液等	7	12
其他服务（采购或内部服务）、服务费等	7	7
管理费	9	15
总成本	88	84
税息折旧及摊销前利润	11	16
税	2	2
折扣	6	5
净营业收入	3	9
非营业收入	9	—
净收入	12	9
总销售额 / 亿美元	15.94	1.214
总资产 / 亿美元	102.00	1.459
资产周转率（总销售额 / 总资产）/%	0.16	0.83

注：1. 表中各类支出项目按克利夫兰医学中心 2012 年年度报告所述进行分类。纳拉亚纳医院的数据类尽可能与克利夫兰医学中心的类别相匹配。医疗用品包括心脏支架、瓣膜等。药品包括药物、试剂、血库血液等。其他服务包括放射学服务、电力和燃料、亚麻织品 / 洗衣服务、食品餐饮、坏账和临床研究。管理费包括修理与维护、内务管理、废物处理、交通费与运输费、电话费、印刷与文具费、租金、安保费、保险费、业务推广费、利率、税收及其他成本和未明确的摊销。

2. 关于纳拉亚纳医院的销售额和资产，按照 2012 年汇率，以 1 美元兑换 50 印度卢比的汇率将印度卢比转换为美元。

总量方面呢？美国能达到与印度同等的规模经济吗？

印度人口是美国的 4 倍，且印度医院在规模经济的基础上确实享有成本优势。但我们需要考虑 3 件事。第一，人口和医疗健康服务市场可以独立变化。在某些领域（如眼科），美国的总量可能低于印度，但在许多其他领域（如心脏病、肾脏问题、肥胖相关问题和阿尔茨海默病）的总量是高于印度的。第二，即便是一些美国总量较少的医疗手术操作，个别连锁医院或专科医院也可以吸引足够多的服务量，以实现类似的规模经济。第三，许多印度典范医院以与数量无关的方式实现了成本优势。一些比美国小得多的国家（如芬兰和瑞典）通过采用印度式创新，已经取得了很大的进步。

但是，这些印度医院不是省去了开展教育和研究项目的日常开支吗？

并不是这样。美国大型医院的高成本现状不能归咎于他们通常存在的两个任务：治疗、研究与培训。我们介绍的 7 家印度医院中，有 5 家通过临床创新从事应用研究和知识建设，而且这些医院作为教学医院，在培训医务人员方面投入了大量资金。事实上，从这些医院毕业的医务人员比印度大部分医院都要多。据估计，仅亚拉文眼科医院就培训了印度六分之一的眼科医生，同时该医院还培训了数千名年轻女性在印度各地的医院和诊所中从事新兴的中级眼科医疗辅助人员工作。

印度医院还通过分配资源以发展和完善临床创新，使医生能够调整手术操作方案，从而控制成本和处理当地问题。如第三节所述，爱心医院和纳拉亚纳医院的大部分冠状动脉搭桥术都采用了一种非传统的"不停跳"方法。鉴于角膜供体不足，LV 普拉萨德眼科医院开发了一种新的角膜切片方法，使一个角膜能用于治疗两名患者。同样，亚拉文眼科医院掌握了手法小切口白内障手术，这比西方的常规手术更快，需要的设备也没有那么复杂。此外，HCG 肿瘤医院完善了新的乳腺癌、颈部癌和喉癌治疗操作。这些项目的产出和普及所需的开支都与美国教学医院类似。

难道不是监管扼杀了美国医院的革新吗？印度医院就不会面临这个难题！

的确，印度医疗健康服务的监管力度要比美国小。事实上，印度的监管环境相当宽松，但从 2017 年开始印度也在慢慢改变。印度的医疗事故诉讼比美国少得多，医院也较少面临来自工会和保险行业的压力。这些压力存在于美国医疗健康服务体系，抑制了其效率和创新能力。出于这个原因，印度很可能成为比美国更好的医疗服务创新实验基地。不是所有的印度革新都能轻易在美国实现，有些革新可能根本无法转移。但是许多革新是可以直接转移的，或在调整后进行转移，一些逆向创新甚至可能带来美国沉重医疗服务体系的瓦解。

除非发生系统层面的改革，不然美国医院如何能真正从印度式革新中获益呢？自下而上的改革真的有效吗？

当然有效。我们已经看到了这种自下而上的改革，并在本书的第二章中描述了美国正在进行的几种印度式革新。毫无疑问，美国医疗健康服务体系存在系统层面的问题，而其中一个表现就是惰性。但系统确实会改变，随着时间的推移，美国的医疗规章制度也将发生变化，从而使降低成本、扩大覆盖面和提高医疗服务质量的改革更容易被采用。市场和公共利益都需要这种改革，我们希望这本书能够促进自下而上的变革，并鼓励自上而下的政策改革，从而使两者互相强化。

概括地说，虽然与美国医院相比，印度典范医院确实享有劳动力成本优势和较轻的监管压力，但印度的其他成本其实会更高，其他压力也同样沉重。因此，无视印度的医疗改革经验，认为其与发达国家无关的想法是错误的，就像 20 世纪 60 年代西方企业忽视丰田等日本制造商的经验一样。

附录 B
医疗健康服务创新性的判定

我们提出了下列问题以帮助指导关于医疗健康服务突破性改革的策略讨论，促进以价值为导向的医疗健康服务。这些问题是为各种规模的医疗健康公司的临床和非临床管理人员设计的，其中包括希望打破现有做法的初创企业。

这些问题可作为一套诊断工具，帮助你确定在组织内进行改革的机会。它们可以用于各种情景，包括团队会议、绩效评估、任务建设活动及院外战略会议——任何你能想到的情景。我们希望这些问题能够帮助你使你的组织与以价值为中心的目标保持一致，并为改革找到一些突破口。

为方便起见，我们通过定义了印度商业模式的以价值为导向的五项原则来组织问题，但是具体使用顺序如何，你可以按照自己的想法去做，我们的建议是从使命开始，因为这是突破性商业模式的第一驱动力。

追求鼓舞人心的使命

作为一个医疗健康服务组织，我们如何定义（或重新定义）我们的使命，从而激励每个人追求非凡的成本创新，与此同时提供世界水平的医疗服务呢？

我们的组织如何培养出致力于为所有人提供低价且世界级水平的医疗健康服务，并鼓励他人成为追求以价值为导向的医疗健康服务的医生企业家呢？

我们如何鼓励组织各层级员工包括一线员工进行革新，又如何发扬精益生产的精神呢？

我们的组织应如何指导人们健康生活，预防疾病，而不仅是在他们生病时给予治疗呢？

我们如何防止医疗设施过度使用？我们如何才能满足医疗健康服务的真正需要，而不是通过不合理的激励措施造成不必要的惯性操作？

在不增加总成本的情况下，我们如何才能照顾更多没有保险和保障不足的患者？例如，我们如何大幅提高人员与设施的生产力，从而腾出资金为贫困人群服务？

我们能否接受透明公开的捆绑式定价，以便患者和保险公司事先知道标准医疗程序需要他们支付多少费用？

营利性组织如何发展"社会责任心"，非营利组织如何发展"商业头脑"，从而使两者兼备？

在组织的发展历程中是否有过"英雄"？如果有，是谁？又为什么是他／她？这个人的事例是否能用于以价值为导向、以患者为中心的医疗健康服务？

在我们的组织中，谁是最有使命感的带头人——不考虑其部门、头衔或职位？我们怎样才能帮助这个人发挥最大的领导作用？

我们确定的组织方针是否反映了以价值为导向和以患者为中心的目标？如果是，这个方针在整个组织中是如何体现的？如果没有，我们需要怎么做才能达到这个目标？

我们能否制定一个 5 年战略目标，在不影响医疗服务质量的情况下，将医疗健康服务成本比目前水平降低 30%？

使命可以提醒你存在的理由，战略方针则表达了如何到达目标。以下的几点将帮助你制定策略以达到你的目标。

在中心网络型架构中配置资产

我们如何精简自己的医疗网络（或者成为他人医疗网络的一部分），从而

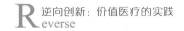

将复杂的医疗服务分解成简单的医疗服务？

我们能把最昂贵的设备和最稀缺的人才集中在"核心"或"医疗中心"以便进行复杂的手术操作吗？我们能把较便宜的设备和不那么稀缺的人才集中在"网点"上，在离患者更近的地方做较简单的手术操作吗？

我们能否利用"网点"上的设备（包括重症服务机构和社区医院在内的合作组织的设备），在离患者更近的地方提供高质量的医疗服务？

在适当的时候，我们能否将"核心"和"网点"各自组成"专注工厂"，从而执行复杂或简单的手术操作，而不是两者通吃？

我们是否正在使用我们的"核心"或"医疗中心"发展提升质量并降低成本的临床创新？

我们在最大限度地利用昂贵的设备吗？我们是否不分昼夜地使用这些设备？我们有让设备高效运转吗？

我们是否利用"医疗中心"加快了医疗专业人员和其他员工的学习和技能发展？

我们是否在利用高服务量不断为各种疾病提供更优化的服务流程？

我们的患者服务量是否足够大，是否能够为相对罕见的疾病培养出细分领域的专家？

"网点"上应该提供哪些基本服务？哪些服务应该集中在"医疗中心"？哪些服务应该留给管理者自行分配？

我们如何为那些必须从"网点"转移到"医疗中心"的患者减轻转诊压力？我们可以提供哪些交通服务、家庭支持或费用报销？

组织如何在不复制"医疗中心"原有服务的情况下，在"网点"上建立品牌？

我们如何确保"医疗中心"和"网点"的工作人员对该组织的总体使命和实现以价值为导向的医疗健康服务方法上"意见一致"？

注重发挥科技效能

我们是否正在利用科技连接"医疗中心"和"网点",并创建远程医疗网络?

我们能否利用科技更好地远程管理患者,为慢性病患者提供居家服务,而不是让他们在医院接受治疗?

我们是否在利用医疗技术方面的创新为患者提供更好、更便宜、更方便的治疗?

我们能否通过使用电子医疗记录和电子系统,在降低成本和减少错误的同时保护患者的隐私?

我们是否可以资助内部或外部研究,开发出低成本的替代品以取代昂贵的供应品(如药品、仪器和耗材)?

我们能否培育节俭式创新来开发超低成本的设备和检测?

我们能否利用可穿戴设备、智能手机、大数据和人工智能,以便更早、更好地做出诊断,制定个性化治疗方案,改善患者健康状况?

我们能否帮助改变阻止远程医疗实践的规定,比如给医生补贴远程咨询费用和电子邮件咨询费用?

你每天都遇到的问题是否可以通过科技手段解决?怎么解决?你会向谁求助?解决方法在哪里?

如果我们内部没有精通科技的人,我们怎样才能学到这些技术?

我们可以为专业人员提供什么激励和支持,让他们持续探索和采用新技术?

哪些过时的技术正在阻碍组织的发展?我们怎么做才能跨越它们?

推进任务转移和流程改革

我们能否利用任务转移，使医生和护士发挥他们的最高水平，并将技能含量较低的工作交给其他医疗服务专业人员？

我们能否创造新的职业类别，如健康教练或医疗重症监护师，通过这些职业类别来降低服务成本、改善医疗服务并提高患者幸福感？

我们是否应该重新思考精简总员工数的策略，使医生和专家不必承担那些适合由低成本、低技能员工完成的任务？

我们能否改进工作流程，以减少某个手术操作所需的时间和手术操作之间的等候时间，特别是在缺乏专业知识（如专家）和高精设施（如手术室）的情况下？

我们是否可以改善患者医疗服务流程，从而加强以患者为中心的医疗健康服务？

我们能否持续改进我们的医疗流程和方案，确保每个人都遵循这些医疗流程和方案，以便降低医疗成本和提高医疗服务质量（例如，避免不必要的伤害、感染和死亡）？

我们能否鼓励患者及其家属承担通常由护士或其他医务人员完成的任务，从而降低成本，并提高服务连续性？

我们如何鼓励患者承担起自己的健康自主权并在治疗中与医生成为平等的合作伙伴？

我们有没有开发出能解决心理健康方面的实践，如焦虑症、压力和抑郁？我们是否清楚哪些工作人员"拥有"行为健康方面的工作？

我们的组织到底在为谁服务？我们是以患者为中心还是以员工为中心？或者我们主要是为总部和财务指标服务吗？

我们组织中的工作岗位描述是否与需要完成的工作相匹配？人力资源部能进行审查吗？

在我们的组织中进行任务转移有哪些障碍？规章制度？工会利益？员工培训？人力资源库？我们该如何克服这些障碍？

我们能与地方学校和劳动力发展机构合作，为我们需要的新的辅助医疗和服务岗位培训员工吗？

如果你能授权你最亲近的下属接管你目前的 3 项任务，它们会是什么？那位下属有兴趣做这份工作吗？转移这些任务的障碍是什么？相反，如果你能接手上级的三项任务，它们会是什么？你有资历接受那项工作吗？完成工作需要什么？

有什么工作是在我们的组织中没有人愿意做的？可以外包吗？

创造超强成本意识的文化

首先，我们如何避免不必要又可能导致成本增加，有时甚至会使疾病恶化的检查、手术操作和住院？

我们是否可以重复使用某些医疗用品或设备，而不是使用一次就扔掉？这样的政策需要什么样的规章制度（如与灭菌有关的制度）？

我们能否实施"以活动周期为基础的成本分析法"来了解整个医疗服务周期内每个医疗程序的全部成本：从入院到治疗，再到出院，甚至是出院后的复诊？

捆绑价格和公布这些价格是否有助于我们控制成本和改善结果？我们如何弥补损失的收入？

我们应该如何执行我们的方案，以确保所有必需的检查和手术操作既不过多又不过少？

我们是否将医疗设施的基础建设支出降至最低（如使用简单和标准化的医院设计、廉价的材料和家具及适当的多用途空间）？

我们购买的设备是否只有我们需要的功能？我们能否避免在不同地点出现不必要的重复购买行为？

我们是否应该租赁而不是拥有土地、建筑或设备（如选择按使用情况来付费）？考虑到未来许多医院可能会有多余床位的情况，我们需要对医院床位采取同样的措施吗？

如果产出持续性过剩，我们可以封存一些医院的病床或将其出租给其他使用者吗？

我们能通过更好的维修和保养延长昂贵医疗设备的使用寿命吗？

我们该如何鼓励医生在为患者开处方、检查和治疗时考虑其背后的成本和价值？

是否有合适的方法与我们的员工分享财务结果和成本数据，以便他们更好地了解我们在提供以价值为导向的医疗健康服务方面做出的努力？

在不同的地点和医疗部门，我们是否尽我们所能开发和分享以价值为导向的医疗健康服务的最佳实践方式？

我们可以为一线员工提供哪些激励和支持，以帮助他们在组织的每个角落都做到节约成本？

我们如何将节约的成本转化成为患者和公司创造的价值？

参考文献

第一节

［1］ "The National Health Service: Accident and Emergency," the *Economist*, September 10, 2016, 48.

［2］ "A Prescription for the Future: How Hospitals Could Be Rebuilt, Better Than Before," the *Economist*, April 8, 2017, 51.

［3］ Nick Wingfield, Katie Thomas, and Reed Abelson, "Amazon, Berkshire Hathaway, and JPMorgan Team Up to Try to Disrupt Health Care," *New York Times*, January 30, 2018.

［4］ US healthcare data is from *National Health Expenditure 2016*, published by the Centers for Medicare & Medicaid Services of the US Department of Health and Human Services. Healthcare inflation data is from the US Bureau of Labor Statistics (2016). We are grateful to Matt Slaughter for pointing us to this data.

［5］ Regina E. Herzlinger, Barak D. Richman, and Richard J. Boxer, "How Health Care Hurts Your Paycheck," *New York Times*, November 2, 2016.

［6］ Eric C. Schneider et al., "Mirror, Mirror 2017: International Comparison Reflects Flaws and Opportunities for Better U.S. Health Care," Commonwealth Fund, July 2017.

［7］ Nicholas Bakalar, "Nearly 20 Million Have Gained Health Insurance since 2010," *New York Times*, May 22, 2017.

［8］ Institute of Medicine, *Crossing the Quality Chasm: A New Health System for the 21st Century* (Washington, DC: National Academies Press, 2001).

［9］ Jeffrey R. Immelt, Vijay Govindarajan, and Chris Trimble, "How GE Is Disrupting Itself," *Harvard Business Review*, October 2009; Vijay Govindarajan and Ravi Ramamurti, "Reverse Innovation, Emerging Markets, and Global Strategy," *Global Strategy Journal* 1, no. 3–4 (2011):

191–205; and Vijay Govindarajan and Chris Trimble, *Reverse Innovation: Create Far From Home, Win Everywhere* (Boston: Harvard Business Review Press, 2012).

[10] Immelt, Govindarajan, and Trimble, "How GE Is Disrupting Itself," 56.

[11] Govindarajan and Trimble, *Reverse Innovation*.

[12] Govindarajan and Ramamurti, "Reverse Innovation, Emerging Markets, and Global Strategy," 191. This article received the 2012 EBS Best Paper Award in Innovation Management and the 2017 *Global Strategy Journal* Best Paper Prize.

[13] Amos Winter and Vijay Govindarajan, "Engineering Reverse Innovations," *Harvard Business Review*, July–August 2015.

[14] "US Foreign Aid Saves Money and Lives," *Nature*, April 20, 2017, 269.

[15] Govindarajan and Ramamurti, "Reverse Innovation, Emerging Markets, and Global Strategy," 191–205.

[16] Pioneering work on Aravind hospital was done by several authors: V. Kasturi Rangan, "The Aravind Eye Hospital, Madurai, India: In Service for Sight," Case 593–098 (Boston: Harvard Business School, 1993); Sankaran Manikutty and Neharika Vohra, "Aravind Eye Care System: Giving the Most Precious Gift," Case BP0299 (Ahmedabad: Indian Institute of Management, 2004); Pavithra K. Mehta and Suchitra Shenoy, *Infinite Vision: How Aravind Became the World's Greatest Business Case for Compassion* (San Francisco: Berrett–Koehler Publishers, 2011).

[17] For two classic publications on the Toyota Production System, see James P. Womack, Daniel T. Jones, and Daniel Roos, *The Machine That Changed the World* (New York: Free Press, 1990), and Steven Spear and H. Kent Bowen, "Decoding the DNA of the Toyota Production System," *Harvard Business Review*, September–October 1999, 96. For an illustration of how TPS might be applied to health care, see Steven Spear, "Fixing Health Care from the Inside, Today," *Harvard Business Review*, September 2005, 78.

[18] Michael E. Porter and Elizabeth Olmsted Teisberg, *Redefining Health Care: Creating Value-Based Competition on Results* (Boston: Harvard Business Press, 2006); Clayton M. Christensen, Jerome H. Grossman, and Jason Hwang, *The Innovator's Prescription: A Disruptive Solution for Health Care* (New York: McGraw–Hill, 2009); Regina Herzlinger, *Who Killed Health Care? America's $2 Trillion Medical Problem—and the Consumer-Driven Cure* (New York: McGraw–Hill, 2007); Donald M. Berwick, Thomas W. Nolan, and John Whittington, "The Triple Aim: Care, Health, and Cost," *Health Affairs* 27, no. 3 (2008): 759; J. Y. Kim et al.,

"From a Declaration of Values to the Creation of Value in Global Health: A Report from Harvard University's Global Health Delivery Project," *Global Public Health* 5, no. 2 (2010): 181; Jim Yong Kim, Paul Farmer, and Michael E. Porter, "Redefining Global HealthCare Delivery," *Lancet* 382, no. 9897 (2013): 1060. Other notable contributions include: Richard J. Bohmer, *Designing Care: Aligning the Nature and Management of Health Care* (Boston: Harvard Business Review Press, 2009); Carolyn M. Clancy and Thomas Scully, "A Call to Excellence," *Health Affairs* 22, no. 2 (2003): 113; Denis A. Cortese and Robert K. Smoldt, "Healing America's Ailing Health Care System," *Mayo Clinic Proceedings* 81, no. 4 (2006), 492; Brent C. James and Lucy A. Savitz, "How Intermountain Trimmed Health Care Costs through Robust Quality Improvement Efforts," *Health Affairs* 30, no. 6 (2011): 1185; John E. Wennberg, *Tracking Medicine: A Researcher's Quest to Understand Health Care* (New York: Oxford University Press, 2010).

[19] Michael E. Porter, "What Is Value in Health Care?" *New England Journal of Medicine* 363, no. 26 (2010): 2477.

[20] Porter, as quoted on the website of the Institute for Strategy and Competitiveness: http://www.isc.hbs.edu/healthcare/vbhcd/Pages/default.aspx, accessed on November 10, 2017.

[21] Porter and Teisberg, *Redefining Health Care.*

[22] Ibid., 98.

[23] See the section on value−based healthcare delivery on the website of Institute for Strategy and Competitiveness, founded by Michael Porter, at https://www.isc.hbs.edu/healthcare/vbhcd/Pages/default.aspx.

[24] Michael E. Porter and Thomas H. Lee, "The Strategy That Will Fix Health Care," *Harvard Business Review*, October 2013, 1.

[25] An article in the British medical journal *Lancet*, citing an independent report, provides these data for Narayana Health and the US average. An older Harvard Business School case study reports the thirty−day mortality rate for Narayana as 1.27 percent and the US average as 1.4 percent. (See Tarun Khanna, Kasturi Rangan, and Merlina Manocaran, "Narayana Hrudayalaya Heart Hospital: Cardiac Care for the Poor (A)," Case 505−078 [Boston: Harvard Business School, 2005, revised 2001].) It is safe to conclude that Narayana's outcomes are comparable to those of US hospitals.

[26] Company data is from annual reports or websites.

[27] Biswajit Baruah and Divya Rajagopal, "Narayana Hrudayalaya IPO Oversubscribed 8.63

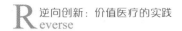

Times," *Economic Times*, December 22, 2015.

［28］ "Dubai-Based Abraaj Group Buys 72% Holding in CARE Hospitals," *Economic Times*, January 14, 2016.

［29］ Dr. Aravind Srinivasan, Administrator, Aravind Eye Care System, interview with authors.

［30］ Nigel Crisp, *Turning the World Upside Down: The Search for Global Health in the 21st Century* (London: Royal Society of Medicine Press, 2010).

［31］ Barak D. Richman and Kevin A. Schulman, "What U.S. Hospitals Can Still Learn from India's Private Heart Hospitals," *NEJM Catalyst*, May 25, 2017. The authors concluded that "American hospitals could learn a great deal from the organizational focus and structure of their Indian counterparts."

［32］ Faheem Ahmed et al., "Can Reverse Innovation Catalyse Better Value Health Care?" *Lancet* 5, no. 10 (2017).

［33］ Eric Wadsworth, interview with authors, June 2015.

［34］ Ascension website, "Mission, Vision, and Values," https://ascension.org/our-mission/mission-visionvalues.

［35］ John Doyle, EVP, Ascension, interview with authors, December 2016.

［36］ Wennberg, *Tracking Medicine*; Elliott S. Fisher et al., "The Implications of Regional Variations in Medicare Spending. Part 1: The Content, Quality, and Accessibility of Care," *Annals of Internal Medicine* 138, no. 4 (2003): 273; and Fisher et al., "The Implications of Regional Variations in Medicare Spending. Part 2: Health Outcomes and Satisfaction with Care," *Annals of Internal Medicine* 138, no. 4 (2003): 288.

［37］ Richard M. J. Bohmer, "Virginia Mason Medical Center (Abridged)," Case 610-055 (Boston: Harvard Business School, 2010).

［38］ Michael E. Porter, Carolyn Daly, and Andrew Peter Dervan, "The Children's Hospital of Philadelphia: Network Strategy," Case 710-463 (Boston: Harvard Business School, 2010, revised 2011).

［39］ Michael E. Porter and Elizabeth O. Teisberg, "Cleveland Clinic: Transformation and Growth 2015," Case 709-473 (Boston: Harvard Business School, 2009, revised 2016); https://my.clevelandclinic.org/departments/heart/depts/heart-vascular-affiliates.

［40］ David Cook et al., "From 'Solution Shop' Model to 'Focused Factory' in Hospital Surgery: Increasing Care Value and Predictability," *Health Affairs* 33, no. 5 (2014): 746.

［41］ Pioneer Institute, "Critical Care, Critical Choices: The Case for Tele-ICUs," July 19, 2011, http://bgc.pioneerinstitute.org/critical–care–critical–choices–the–case–for–tele–icus/, and UMass Memorial Medical Center, eICU, https://www.umassmemorialhealthcare.org/ umassmemorial–medical–center/servicestreatments/ critical–care/services–we–provide/eicu.

[42] See www.mercyvirtual.net.

[43] Minnesota Department of Health and Minnesota Board of Dentistry, "Early Impacts of Dental Therapists in Minnesota," Report to the Minnesota Legislature 2014, February 2014, http:// www.health.state.mn.us/divs/orhpc/workforce/dt/dtlegisrpt.pdf. The Pew Charitable Trusts, "The Oral Health Crisis Among Native Americans," Fact Sheet, July 23, 2015, http://www.pewtrusts. org/en/researchand– analysis/fact–sheets/2015/06/the–oral–health–crisis–among–native– americans.

[44] Eric R. Yoo et al., "The Role of eHealth in Optimizing Task–Shifting in the Delivery of Antiviral Therapy for Chronic Hepatitis C," *Telemedicine and eHealth* 23, no. 10 (2017): 870.

[45] James L. Heskett and Roger H. Hallowell, "Shouldice Hospital Limited (Abridged)," Case 805– 002 (Boston: Harvard Business School, 2004, revised 2005).

[46] Anssi Mikola, interview by authors, September 28, 2017.

[47] Diane Daych, interview by authors, August 10, 2016.

[48] Rick Tetzeli, "How Former Apple CEO John Sculley Reinvented Himself in Health Care," *Fast Company*, November 30, 2016. https://www.fastcompany.com/3065143/how–former–apple– ceo–john–sculleyreinvented– himself–in–health–care.

[49] For a roundup, see "The Future of Mental Health Therapy," *On Point*, with guest host Jane Clayson, WBUR, June 20, 2017, http://www.wbur.org/onpoint/2017/06/20/the–future–of– mental–health–therapy.

[50] Dr. Richard Friedland, interview with the authors.

[51] See https://www.globaltolocal.org/aboutus/.

[52] Crisp, *Turning the World Upside Down*.

[53] Rushika Fernandopulle, Iora Health founder, interviews with the authors, August 2016.

[54] Paul Wafula, "Top Indian Hospital Sets Foothold in Nairobi," *Standard Digital*, June 7, 2016.

[55] Thulasiraj Ravilla and Dhivya Ramasamy, "Efficient High–Volume Cataract Services: The Aravind Model," *Community Eye Health Journal* 27, no. 85 (2014): 7.

[56] Landon Thomas Jr., "An Investor's Plan to Transplant Private Health Care in Africa," *New York Times*, October 8, 2016.

第二节

[1] Unless otherwise noted, quotes from Dr. Devi Shetty are from an interview with the authors, February 2013.

[2] Kounteya Sinhai, "India Doesn't Have Even 1 Hospital Bed per 1,000 Persons," *Times of India*, October 10, 2011.

[3] Pavithra K. Mehta and Suchitra Shenoy, *Infinite Vision: How Aravind Became the World's Greatest Business Case for Compassion* (San Francisco: Berrett-Koehler Publishers, 2011).

[4] Aravind Eye Care System, Activity Report 2016–17, pp. 16–17.

[5] Email communication by Dr. N. Krishna Reddy, CEO, Care Hospitals.

[6] "Dubai-Based Abraaj Group Buys 72% Holding in CARE Hospitals," *Economic Times*, January 14, 2016.

[7] LV Prasad website: http://www.lvpei.org/eye-health-pyramid.php.

[8] Gullapalli N. Rao et al., "Integrated Model of Primary and Secondary Eye Care for Underserved Rural Areas: The LV Prasad Eye Institute Experience," *Indian Journal of Ophthalmology* 60, no. 5 (2012): 396.

[9] See http://www.lvpei.org/aboutus.php.

[10] Aravind Eye Care System, Activity Report for FY 2016–17, pp. 16–17.

[11] Atul Gawande, "Big Med: Restaurant Chains Have Managed to Combine Quality Control, Cost Control, and Innovation. Can Health Care?" the *New Yorker*, August 13, 2012.

[12] Aravind Eye Care System, Madurai, February 2013, and follow-up interview with Dr. Aravind Srinivasan, January 2017.

[13] Unless otherwise noted, quotes from Dr. Ajaikumar are from an interview with the authors, December 2012.

[14] Nikhil R. Sahni et al., "Surgeon Specialization and Operative Mortality in United States: Retrospective Analysis," *British Medical Journal* 354 (2016): i3571.

[15] Unless otherwise noted, quotes from Dr. N. Krishna Reddy, CEO, Care Hospitals, Hyderabad, are from an interview with the authors, February 2013.

[16] Andrew J. Epstein et al., "Coronary Revascularization Trends in the United States, 2001–2008," *JAMA* 305, no. 17 (2011): 1769–1776.

[17] Aditi Nayak et al., "Use of a Peritoneal Dialysis Remote Monitoring System in India," *Peritoneal Dialysis International* 32, no. 2 (2012): 200; K. S. Nayak et al., "Telemedicine and Remote Monitoring: Supporting the Patient on Peritoneal Dialysis," *Peritoneal Dialysis*

International 36, no. 4 (2016): 362.

[18]Pavithra K. Mehta and Suchitra Shenoy, *Infinite Vision: How Aravind Became the World's Greatest Business Case for Compassion* (San Francisco: Berrett–Koehler Publishers, 2011).

[19]Communication with Dr. K.S. Nayak, November 2016.

[20]See https://www.indiamart.com/aurolab/profile.html.

[21]Vivek Wadhwa, "This Indian Start–Up Could Disrupt Health Care with Its Powerful and Affordable Diagnostic Machine," *Washington Post*, November 18, 2014.

[22]Myshkin Ingawale, "ToucHb: The Story of Prick Free Blood Testing," video, TED conference, Long Beach, California, February 2012: https://www.youtube.com/watch?v=RyeQt0GodsE.

[23]Unless otherwise noted, quotes from Eric Wadsworth are from an interview with the authors, March 2013.

[24]Atul Gawande, *The Checklist Manifesto: How to Get Things Right* (New York: Metropolitan Books, 2009).

[25]Unless otherwise noted, quotes from Dr. Raghuvanshi, Vice Chairman and CEO, Narayana Health, Bangalore, are from an interview with the authors, February 2013.

第三节

[1]Unless otherwise noted, all quotations from Devi Shetty are from interviews with the authors, conducted in February 2013 and January 2017.

[2]Pioneering work on Narayana Health includes Tarun Khanna, Kasturi Rangan, and Merlina Manocaran, "Narayana Hrudayalaya Heart Hospital: Cardiac Care for the Poor (A)," Case 505–078 (Boston: Harvard Business School, 2005, revised 2011).

[3]Ibid.

[4]Mayo Clinic financial statements (January–June 2016) and Cleveland Clinic's Annual Report for calendar year 2016.

[5]Draft Red Herring Prospectus, September 2015.

[6]Unless otherwise noted, all quotations from Ashutosh Raghuvanshi are from interviews with the authors, conducted in 2013, 2016, and 2017.

[7]Seema Singh, "Magnificent Obsession," *New Scientist*, February 2, 2002.

[8]From Al Jazeera production *Indian Hospital*, Part 1, 2012.

[9]Prabakar Kothandaraman and Sunita Mookerjee, "Healthcare for All: Narayana Hrudayalaya, Bangalore," case study (New York: United Nations Development Programme, 2007).

［10］Geeta Anand, "The Henry Ford of Heart Surgery: In India, a Factory Model for Hospitals Is Cutting Costs and Yielding Profits," *Wall Street Journal*, November 25, 2009.

［11］Budhaditya Gupta, Robert S. Huckman, and Tarun Khanna, "Task Shifting in Surgery: Lessons From An Indian Hospital," *Healthcare: The Journal of Delivery Science and Innovation* 3, no. 4 (December 2015): 245–250.

［12］Khanna, Rangan, and Manocaran, "Narayana Hrudayalaya Heart Hospital."

［13］See http://extreme.stanford.edu/projects/noora–health–formerly–care–companion.

［14］Priti Salian, "Poor Country, Top Doctors: A Hospital in India Shows How to Separate a Nation's Wealth from the Quality of Its Health Care," *TakePart*, March 18, 2016.

［15］Aravind's strategy for high–quality surgery at ultra–low cost is described very well in the following sources: V. Kasturi Rangan, "The Aravind Eye Hospital, Madurai, India: In Service for Sight," Case 593–098 (Boston: Harvard Business School, 1993); and Pavithra K. Mehta and Suchitra Shenoy, *Infinite Vision: How Aravind Became the World's Greatest Business Case for Compassion* (San Francisco: Berrett–Koehler Publishers, 2011).

［16］Anand, "The Henry Ford of Heart Surgery."

［17］"Narayana Hrudayalaya: A Model for Accessible, Affordable Health Care?" Knowledge @ Wharton, July 1, 2010, http://knowledge.wharton.upenn.edu/article/narayana–hrudayalaya–a–model–for–accessibleaffordable–health–care/.

第四节

［1］Wayne Wright, interview with authors, April 20, 2017.

［2］Unless otherwise noted, all quotations from Devi Shetty are from telephone interviews with the authors, conducted in February 2013 and January 2017.

［3］Robert Pearl, "U.S. Health Care Needs a Wakeup Call from India," *USA Today*, January 29, 2017.

［4］Unless otherwise noted, all quotations from Viren Shetty are from telephone interviews with authors, conducted in February 2013 and February 2014.

［5］Tarun Khanna and Budhaditya Gupta, "Health City Cayman Islands," Case 714–510 (Boston: Harvard Business School, 2014, revised 2016); John Doyle, interview with authors, December 2016.

［6］Unless otherwise noted, all quotations from John Doyle are from an interview with the authors, December 20, 2016.

［7］Jim Doyle, "Ascension to Build $2 Billion 'Health City' in Caymans," *St. Louis Post-Dispatch,* April 10, 2012.

［8］Khanna and Gupta, "Health City Cayman Islands," Exhibit 7, "Nine Point Request by Dr. Shetty to Cayman Government."

［9］Ibid.

［10］Fred Goldstein, "Health City Cayman Island—Medical Tourism May Be One Way to Lower Healthcare Costs," *Accountable Health* blog, January 13, 2016, https://accountablehealth. wordpress.com/2016/01/13/healthcity–cayman–island–medical–tourism–may–be–oneway–to– lower–healthcare–costs/.

［11］Khanna and Gupta, "Health City Cayman Islands."

［12］Shamille Scott, "Health City Set to Install Solar Farm," *Loop*, June 1, 2015.

［13］HCCI company data.

［14］Pearl, "U.S. Health Care Needs a Wakeup Call."

第五节

［1］David Grubin Productions and WTTW Chicago, *RX: The Quiet Revolution* (Public Broadcasting Service, 2015), http://www.pbs.org/program/rx–quiet–revolution, and Janis Quinn, "TelEmergency Network Provides Vital Link to Rural Hospitals during Times of Trauma," *CenterView*, May 16, 2011.

［2］These criteria were spelled out in HRSA's call for proposals for creating national Telehealth Centers of Excellence. See https://www.hrsa.gov/ruralhealth/programopportunities/ fundingopportunities/default.aspx?id=347d8709–69bb–493c–bfc5–0b0a655dbd6a (accessed on Nov 26, 2017).

［3］David Pittman, "Mississippi Emerges as Telemedicine Leader," *Politico*, February 26, 2015; "Telemedicine Receives ARating in Mississippi," North Sunflower Medical Center, http:// northsunflower.com/nsmc–news/telemedicine–receives–arating–in–mississippi.

［4］Unless otherwise noted, all quotations from Kristi Henderson are from interviews with the authors, conducted in August 2016 and February 2017.

［5］See https://www.umc.edu/news/News_Articles/2016/October/UMMC–telehealth–enters–next– chapter–ofremote–patient–monitoring.html.

［6］Henderson Testimony before US Senate Committee on Commerce, Science and Transportation, April 21, 2015.

[7] For median income, see US Census Bureau, "Median Household Income by State," 2012–2016 American Community Survey 5–Year Estimates, https://www.census.gov/search–results.html? q=median+household+income&search.x=0&search.y=0&search=submit&page=1&stateGeo=n one&searchtype=web&cssp=SERP For poverty level, total population, and rate of educational attainment, see US Census Bureau, Quick Facts: Mississippi, https://www.census.gov/quickfacts/ table/PST045215/28. For children in poverty, see Jerry Mitchell, "246,000 Mississippi Children Living in Poverty," *Clarion-Ledger*, July 21, 2015. For percentage of rural dwellers, see the Rural Health Information Hub webpage for Mississippi: https://www.ruralhealthinfo.org/states/ mississippi.

[8] United Health Foundation, "America's Health Rankings: 2016 Annual Report," http://www. americashealthrankings.org/explore/2016–annual–report/state/MS.

[9] For overall ranking, see the Commonwealth Fund, "Overall Ranking, 2017," http://datacenter. commonwealthfund.org/#ind=1/sc=1. For percentage of primary doctors, see the Association of American Medical Colleges, "2017 State Physician Workforce Data Report," https://members. aamc.org/eweb/upload/2017%20State%20Physician%20Workforce%20Data%20Report.pdf, Number of uninsured is from the 2014 Commonwealth Fund reporting for 2011–2012, http:// www.commonwealthfund.org/publications/fund–reports/2014/apr/2014–state–scorecard.

[10] Mississippi State Department of Health, "1999 Report on Hospitals," http://msdh.ms.gov/ msdhsite/_static/resources/122.pdf; Rural Health Information Hub, "Critical Access Hospitals," https://www.ruralhealthinfo.org/topics/critical–access–hospitals.

[11] Unless otherwise noted, all quotations from Michael Adcock are from an interview with the authors, February 8, 2017.

[12] Richard L. Summers, Kristi Henderson, Kristen C. Isom, and Robert L. Galli, "The Tenth Anniversary of TelEmergency," *Journal of the Mississippi State Medical Association* 54, no. 12 (2013): 340–341.

[13] Kristi Henderson, quoted by Louise Plaster in "Can Mississippi Emerge as the South's Next Health Tech Hub?" in *Telemedicine* 2 (Fall 2015): 29.

[14] Email from Ryan Kelly, February 1, 2017.

[15] Ellen Zane, interview with the authors, August 9, 2016.

[16] Data USA, "Ruleville, MS," https://datausa.io/profile/geo/ruleville–ms/#income.

[17] Gabriel Perna, "Mississippi's Diabetes Problem with Telehealth and Care Management," *Healthcare Informatics*, November 14, 2014.

［18］American Diabetes Association, "The Cost of Diabetes," http://www.diabetes.org/advocacy/ newsevents/cost–of–diabetes.html.

［19］Testimony of Kristi Henderson before the US Senate Committee on Commerce, Science, and Transportation, April 21, 2015.

［20］Neil Versel, "Mississippi Telehealth, Remote Monitoring Pays Dividends for Diabetics," *MedCityNews*, September 13, 2016.

［21］Summers et al., "The Tenth Anniversary of TelEmergency."

第六节

［1］Eric Larsen, "Lessons from the C–Suite: Anthony Tersigni, President and CEO of Ascension," The Advisory Board, December 10, 2014, https://www.advisory.com/research/healthcare– advisory–board/blogs/atthe–helm/2014/12/qa–ascension– health.

［2］Institute of Medicine Committee on Quality of Health Care in America, *Crossing the Quality Chasm: A New Health System for the 21st Century* (Washington, DC: National Academies Press, 2001).

［3］Nina Martin, "The Growth of Catholic Hospitals, By the Numbers," *ProPublica,* December 18, 2013.

［4］Unless otherwise noted, all quotations from John Doyle are from an interview with the authors, December 20, 2016.

［5］Unless otherwise noted, all quotations from David Pryor are from an interview with the authors, December 2016.

［6］Douglas McCarthy and Elizabeth Staton, "Case Study: A Transformational Change Process to Improve Patient Safety at Ascension Health," *Quality Matters: Innovations in Health Care Quality Improvement*, Commonwealth Fund, January 2006.

［7］David B. Pryor et al., "The Clinical Transformation of Ascension Health: Eliminating All Preventable Injuries and Deaths," *Joint Commission Journal on Quality and Patient Safety* 32, no. 6 (2006): 299–308.

［8］Wanda Gibbons et al., "Eliminating Facility–Acquired Pressure Ulcers at Ascension Health," *Joint Commission Journal on Quality and Patient Safety* 32, no. 9 (2006).

［9］Unless otherwise noted, all quotations from Rhonda Anderson are from an interview with the authors, February 13, 2017.

［10］Ryan W. Buell, "Compass Group: The Ascension Health Decision," Case 615–026 (Boston:

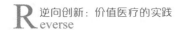

Harvard Business School, 2014, revised 2016).

[11] Loretta Chao, "Hospitals Take High—Tech Approach to Supply Chain," *Wall Street Journal,* October 21, 2015.

[12] Kaiser Family Foundation, https://www.kff.org/health—reform/press—release/nearly—half—of— the—uninsuredor—15—7—million—people—are—eligible—for—medicaid—or—subsidized—affordable— care—act—coverage—analysis—finds/.

[13] Dave Barkholz, "High—Deductible Health Plans Prompt Some Hospitals to Cut Low—Income Patients a Break," *Modern Healthcare*, December 10, 2016.

[14] Paul Barr, "Ascension Health's Approach to Standardizing Its Operations," *Hospitals & Health Networks Daily*, March 18, 2015.

[15] Anthony R. Tersigni, "It's Time to Come Together to Improve Our Healthcare System," *The Hill*, April 24, 2017.

[16] Johnny Smith of Ascension, interview with the authors, July 2017.

[17] See "PVF's Vision: High Efficiency and Keen Focus on the Patient," *Horizon: The Pacific Vision Foundation Newsletter*, Spring 2015, http://www.pacificvisionfoundation.org/wpcontent/ uploads/2016/01/PVF—Newsletter—single.page—Spring.2015.pdf; and Robert Crum, "An Innovative Ophthalmological and Financial Model for People at All Economic Levels," Robert Wood Johnson Foundation report, April 6, 2015. The report noted: "For the millions of Americans who are uninsured, indigent, or underinsured, medical care is delivered through a system that is both separate from, and unequal to, the care delivered to the rest of Americans."

[18] Bruce Spivey, interview with authors, February 13, 2017.

第七节

[1] Email from Rushika Fernandopulle, September 16, 2016.

[2] Unless otherwise noted, all quotes from Rushika Fernandopulle come from an interview with the authors, August 17, 2016.

[3] Unless otherwise noted, all quotes from Liam Donohue come from an interview with the authors, August 18, 2016.

[4] Unless otherwise noted, all quotes from Eric Wadsworth come from an interview with the authors, July 29, 2016.

[5] In fact Eric Wadsworth, cofounder of Dartmouth's Master of Health Care Delivery Science program, has found that at Iora's center in his area, overall visits to specialists have gone down

while visits to certain types of specialists have gone up.

第八节

［1］Ellen Zane, interview with authors, August 9, 2016.

［2］Gary Kaplan, interview with the authors, August 3, 2016.

［3］Richard M. J. Bohmer, "Virginia Mason Medical Center (Abridged)," Case 610–055 (Boston: Harvard Business School, 2010).

［4］Michael E. Porter and Robert S. Kaplan, "How to Pay for Health Care," *Harvard Business Review*, July–August 2016; Brent C. James and Gregory P. Poulsen, "The Case for Capitation," *Harvard Business Review*, July–August 2016.

［5］Zeke Emanuel et al., "State Options to Control Health Care Costs and Improve Quality," Center for American Progress, April 11, 2016, https://www.americanprogress.org/issues/healthcare/reports/2016/04/11/134859/s options–to–control–health–care–costs–and–improve–quality/.

［6］Gary Kaplan, interview with authors, August 3, 2016.

［7］D. Cook et al., "From 'Solution Shop' Model to 'Focused Factory' in Hospital Surgery: Increasing Care Value and Predictability," *Health Affairs* 33, no. 5 (2014): 746.

［8］Diane Daych, interview with authors, August 10, 2016.

［9］Christy Ford Chapin, "How Did Health Care Get to Be Such a Mess?" *New York Times*, June 19, 2017.

［10］Patricia A. McDonald, Robert S. Mecklenburg, and Lindsay A. Martin, "The Employer–Led Health Care Revolution," *Harvard Business Review*, July– August 2015, 38.

［11］Mark Brohan, "Investors Pump $4 Billion into Digital Healthcare Startups So Far This Year," Internet Health Management, July 7, 2016.

［12］Robert Pearl, "U.S. Health Care Needs a Wakeup Call from India," *USA Today*, January 29, 2017.

附录 A

［1］A. Haripriya et al., "Complication Rates of Phacoemulsification and Manual Small–Incision Cataract Surgery at Aravind Eye Hospital," *Journal of Cataract & Refractive Surgery* 38, no. 8 (2012): 1360.

［2］D. F. Chang, "Tackling the Greatest Challenge in Cataract Surgery," *British Journal of Ophthalmology* 89, no. 9 (2005): 1073.

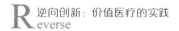
［3］See the following articles on these points: R. D. Ravindran et al., "Incidence of Post–Cataract Endophthalmitis at Aravind Eye Hospital: Outcomes of More Than 42,000 Consecutive Cases Using Standardized Sterilization and Prophylaxis Protocols," *Journal of Cataract & Refractive Surgery* 35, no. 4 (2009): 629; A. Haripriya, D. F. Chang, and R. D. Ravindran, "Endophthalmitis Reduction with Intracameral Moxifloxacin Prophylaxis: Analysis of 600,000 Surgeries," *Ophthalmology* 124, no. 6 (2017): 768.

［4］Stephen S. Rauh et al., "The Savings Illusion—Why Clinical Quality Improvement Fails to Deliver Bottom–Line Results," *New England Journal of Medicine*, December 29, 2011; John E. Wennberg, *Tracking Medicine: A Researcher's Quest to Understand Health Care* (New York: Oxford University Press, 2010).

［5］See Vijay Govindarajan and Ravi Ramamurti, "Delivering World–Class Health Care, Affordably," *Harvard Business Review*, November 2013, 117.

致　谢

　　尽管相识了40多年，但我们多年来都在各自的研究领域发展。我们中的一位（维贾伊·戈文达拉扬，Vijay Govindarajan，VG）当时正在研究美国大型跨国公司的战略和创新，另一位（拉维·拉马穆尔蒂，Ravi Rumamurti）也在研究新兴市场公司的战略和创新。当西方跨国公司对新兴市场越来越感兴趣，而新兴市场的公司对包括欧美在内的世界其他地区也越来越感兴趣时，我们就产生了交集。于是，2010年我们开始围绕"逆向创新"这个研究方向展开合作。我们首先从分析的角度探讨了逆向创新，然后将焦点放在了一个与逆向创新关联紧密的行业——医疗行业上。我们在2013年的《哈佛商业评论》中发表了一篇题为"提供可负担的世界一流医疗服务"的文章，以表达我们最初的想法。

　　这本书是关于我们对美国和其他工业化国家如何从像印度这样的非发达国家的医疗健康服务创新中受益进行的长达六年的研究的总结。不用多说，这些经验也与其他非发达国家有关，在这些国家中可能有数十亿人无法获得医疗保障。为了本次研究，我们走访了20多家医院，采访了印度和美国的125名医疗健康服务管理人员。

　　对于第一阶段的研究，我们深深地感谢印度创新型医院的领导者，他们对我们敞开了大门。其中包括亚拉文眼科医院的亚拉文·斯里尼瓦桑医生、R. D. 拉文德兰（R. D. Ravindran）医生和R. D. 特拉斯拉杰（R. D. Thulasiraj）；爱心医院的克里希纳·雷迪医生和B. 索玛·拉朱医生；德干医院的K. S. 纳亚克医生；HCG 肿瘤医院的 B. S. 阿贾库马尔医生和纳文·纳加尔（Dr. Naveen Nagar）医生；生命之春医院的阿南特·库马尔（Anant Kumar）和 V. 斯里尼瓦斯（V. Srinivas）；LV 普拉萨德医生眼科医院的古拉帕利·N. 拉奥医生；纳拉亚纳医院的德维·谢蒂医生、阿舒托什·拉古万希医生和维伦·谢蒂医生。马赫什·斯里拉姆（Mahesh Sriram）为我们的实地访问和研究做了大量后勤工作。

研究的第二阶段在美国，我们非常感谢阿森松医疗集团的安东尼·特西尼医生、约翰·多伊尔医生和朗达·安德森医生；爱奥拉医疗的鲁希卡·弗尔南多普勒医生；曾任职于密西西比大学医学中心的克里斯蒂·亨德森医生（现在任职于阿森松医疗集团）；太平洋视觉基金会的布鲁斯·斯皮维医生；406 风投公司的利亚姆·多诺霍和帕耶尔·迪瓦卡兰（Payal Divakaran）；苹果树合伙公司的黛安娜·戴奇；塔夫茨医疗中心的埃伦·赞恩；弗吉尼亚梅森医疗中心的加里·卡普兰医生；达特茅斯 – 希区柯克医学中心的凯文·柯蒂斯（Kevin Curtis）医生；关爱互联医院（南非）的理查德·弗里德兰德（Richard Friedlander）医生；HNG（芬兰）的安西·米科拉医生。

几位同事也给了我们建设性的反馈，有些人还多次与我们交流，这些帮助对本书的形成意义深远。这些人包括丽莎·亚当斯（Lisa Adams）、唐·贝里克（Don Berwick）医生、苏查纳·查尔萨尼（Sujana Chalsani）、戴维·张（David Chang）医生、埃利奥特·费希尔（Elliott Fisher）医生、理查德·弗雷德（Richard Fried）医生、罗伯特·汉森（Robert Hansen）、普娜姆·凯勒（Punam Keller）、卡伦·柯（Karen Koh）、蒂姆·莱希（Tim Lahey）、拉斯·莫兰（Russ Moran）、艾伦·穆拉利（Alan Mullaly）、梅里特·帕特里奇（Merritt Patridge）、戴维·普维瑞杰森甘姆（David Puvirajasingam）、苏西·鲁宾（Suzie Rubin）、史蒂夫·斯皮尔（Steve Spear）、艾伯特·沃克（Albert Wocke）、盖瑞·扬（Gray Young）和迈克·祖布科夫（Mike Zubkoff）。我们要特别感谢塔克商学院和达特茅斯医学院的埃里克·沃兹沃斯，他向我们深入介绍了美国医疗健康服务体系，并从根本上构建了我们的研究设计和策略。我们非常感谢埃里克的深刻见解和慷慨之举。

开展这种规模和范围的研究项目需要众多资源。VG 要感谢塔克商学院的院长们——保罗·达诺斯（Paul Danos，前任院长）和马特·斯劳特（Matt Slaughter，现任院长）——给予的慷慨资助。拉维·拉马穆尔蒂要感谢美国东北大学新兴市场中心及其赞助者的支持，特别是戴夫·纳冬尼（Dave Nardone）和文卡特·斯里尼瓦桑（Venkat Srinivasan）。

我们很幸运有一个杰出的编辑团队来帮助我们编撰这本书。杨克（Jahnke）和南希·泽贝（Nancy Zerbey）双剑合璧帮助我们以一种引人入胜的、讲故事的方式呈现我们的研究。我们很幸运地有哈佛商学院出版社独一无二的梅琳达·梅里诺（Melinda Merino）作为我们的编辑，她帮助我们精练了观点，使这本书更振聋发聩。乔恩·佐贝尼卡（Jon Zobenica）是一位细致的文字编辑，詹妮弗·韦林（Jennifer Waring）监督了本书的制作。

我们要把这本书献给我们的妻子、我们的孩子及他们的家庭，他们的爱和支持支撑着我们完成了包括这个项目在内的承担的所有项目。我们也要把这本书献给近来过早离开我们的 3 个人。下面是与他们有关的内容。

VG 和他的兄弟兰根（Rangan）关系很好，兰根在获得工学学士学位后，从著名的印度管理学院艾哈迈达巴德分校（IIM-Ahmedabad）获得了工商管理硕士学位（MBA）。即便 VG 接受了注册会计师（CPA）训练，但兰根还是比 VG 懂得更多的会计知识。这也是 VG 攻读 MBA 的动力所在。在生命的最后时段，兰根受到 VG 的鼓励，完成了他的管理学博士学位，然后把他的博士论文出版成一本书，献给 VG。这两兄弟似乎在彼此激励。当兰根被诊断为癌症时，他决定根据自己在印度最大的建筑公司之一担任首席执行官的经验，写一本高性价比的工业建筑工程学原理方面的书。在兰根去世前，VG 和他的妻子克里提陪伴着他。兰根对他的书充满热情，这让大家惊讶不已，兰根向他的行政助理口述了那本书的章节大纲。为了完成那本书，他努力和癌症赛跑，他认为那本书是他的遗产。VG 甚至希望他自己对工程学有足够的认识以便完成兰根未完成的手稿。

巴拉（Bala）和拉维出生在中产阶级家庭，家里共有六个兄弟。巴拉和拉维是六个孩子中的第五个和第六个，他们俩关系很亲近，一起成长了十七年。巴拉两岁时发高烧导致抽搐，造成终身身体残疾。残疾虽然限制了巴拉的活动，但从来无法限制他的精神，以及他追求完整生活的决心。他完成了大学学业，并在一个村庄做了两年的志愿者，之后结了婚，有了一个幸福的家庭，并从事人力资源主管的工作。不管命运给了他什么，巴拉都以勇气和幽默面对。他总是把注意力放在别人身上，而不是自己身上；也把注意力集中在好消息上，而不是坏消息上。他的勇气、积极的态度和伟大的心鼓舞了所有在他生前认识他的人。

德鲁（Drew）是拉维的儿媳佩奇（Paige）的哥哥。德鲁接受过儿科心脏病专科培训，并与同是心脏病专家的梅·林（May Ling）结婚。在梅·林快要生第二个小孩诺拉（Norah）时，他们俩还作为伴郎和伴娘，带着两岁的克莱尔（Claire）参加了佩奇和巴拉特（Bharat）的婚礼。几年后，他们的第三个女儿卡罗琳（Caroline）诞生了。德鲁喜欢棒球，喜欢和他的家人一起出去玩。然而，他突然被诊断出癌症晚期。即便在德鲁接受治疗时，他还是和他爱的家人尽可能过着正常的生活。如今，德鲁的家人和朋友都非常怀念他。

当我们完成这本关于医疗健康服务创新的书时，我们想把它献给兰根、巴拉和德鲁，作为对他们的美好怀念。

维贾伊·戈文达拉扬（VG），汉诺威，新罕布什尔州

拉维·拉马穆尔蒂，莱克星敦，马萨诸塞州

有关作者

　　维贾伊·戈文达拉扬（VG）是公认的全球领先的战略和创新专家之一，他是达特茅斯塔克商学院（Dartmouth's Tuck School of Business）的特聘管理学教授、哈佛商学院的前研究员，也是美国通用电气公司（GE）的首位常驻教授和首席创新顾问。他与 GE 的首席执行官杰夫·伊梅尔特一起撰写了发表在《哈佛商业评论》上的文章《GE 是如何颠覆自己的》，文中介绍了逆向创新的概念——任何在发展中国家首先采用的创新。2012 年 11 月《哈佛商业评论》将逆向创新称为 20 世纪"管理的伟大时刻"之一。戈文达拉扬是《纽约时报》和《华尔街日报》畅销书《逆向创新》的作者，曾两次获得麦肯锡最佳文章奖。在最新的全球最具影响力的 50 位管理思想家排名中，他被评为印度管理思想家第一名。戈文达拉扬已被《彭博商业周刊》《福布斯》《泰晤士报》和《经济学人》等一些有影响力的刊物认定为管理思想界的领军人物。

　　在加入塔克商学院之前，戈文达拉扬在哈佛商学院、欧洲工商管理学院和印度管理学院艾哈迈达巴德分校任教。戈文达拉扬也是众多杰出研究奖的获得者，他被选入《美国管理学会学报》名人堂，并被《管理国际评论》评为北美战略研究领域 20 位超级明星之一。戈文达拉扬与许多《财富》500 强公司的首席执行官和高层管理团队合作，讨论、挑战并推进他们的战略思考。他的客户包括波音、可口可乐、高露洁、迪尔、联邦快递、GE、惠普、IBM、摩根大通、强生、纽约时报、宝洁、索尼和沃尔玛。他曾在《商业周刊》CEO 论坛、HSM 世界商业论坛、TEDx 和达沃斯世界经济论坛做主题演讲。戈文达拉扬拥有哈佛商学院的博士学位和工商管理硕士学位。在此之前，他还在印度获得了特许会计学位。他以印度全国第一的成绩，获得了印度特许会计师协会颁发的总统奖章。

拉维·拉马穆尔蒂是一位研究新兴市场战略和创新的专家。他是美国东北大学达莫尔-麦金商学院国际商业与战略专业的杰出教授。他创立并领导了美国东北大学的新兴市场中心。35年来，他一直在研究新兴市场公司的战略。

拉马穆尔蒂在印度德里大学圣史蒂芬学院获得理学学士学位（物理学专业）后，在印度管理学院获得了工商管理硕士学位，他以优异的成绩获得了一枚金质奖章。之后，他在哈佛商学院获得博士学位，并获得了学位论文奖学金。

为表彰拉马穆尔蒂"对国际商业领域学术发展的杰出贡献"，2008年他当选为国际商业研究院院士（Fellow of the Academy of International Business）。美国管理学会（the Academy of Management）成员推选他为国际管理部董事会成员（2003—2008年）。

拉马穆尔蒂曾是哈佛商学院、宾夕法尼亚大学沃顿商学院和麻省理工学院斯隆管理学院的客座教授。他还曾担任塔夫茨大学弗莱彻学院、中欧国际工商学院上海分校和瑞士洛桑国际管理发展学院的客座教授。他在新兴市场战略与创新方面的思考和教学得到全球有关人士的认可，除了为20多个在新兴市场发展的公司和政府做研究和咨询，拉马穆尔蒂还是联合国、美国国际开发署和富布赖特项目的顾问。他还是世界银行私有化委员会和经济学人集团（The Economist Group）新兴市场在线课程的首席顾问。

在跨国公司在新兴市场的战略，以及西方跨国公司应该如何应对这些新的竞争对手方面，拉马穆尔蒂做了开创性的工作，出版了6部这方面的书籍，其中3部由剑桥大学出版社出版。他还在顶尖学术期刊上发表了多篇文章，如《美国管理学会评论》《全球战略期刊》《国际商业研究杂志》和《管理科学》，还在《加利福尼亚管理评论》和《哈佛商业评论》等从业者期刊发表过文章。他与维贾伊·戈文达拉扬合著的发表于2011年《全球战略期刊》上的文章

《逆向创新，新兴市场与全球战略》获得了 2012 年 EBS 大学创新管理最佳文章奖，2017 年获得《全球战略期刊》首届最佳文章奖。

拉马穆尔蒂经常在学术和从业者会议中做主旨发言，其发言经常被商业新闻引用。他的咨询客户涵盖美国和世界各地的多家国有和私人企业。

译者后记

在我们翻译这本书时，新冠疫情肆虐全球，给全世界人民带来了巨大影响。本书原计划出版时间也因此受到影响。或许大家有这样的疑问：作为疫情较严重的国家，印度的医疗机构，特别是本书中的典范医院是如何应对的呢？我们对此也抱有强烈的好奇，在当时的环境中，以价值为导向的医疗服务五大核心原则还有效吗？为此，我们对这些典范医院在新冠疫情中的表现做了深入调查。最后的结果是：不负众望！这些典范医院本身就是行业经营中的佼佼者，正因为这些医院遵循了价值医疗的五大原则，并受益于其综合效应才让医院能在困境中得以生存，甚至逆向成长。我们发现，几乎每家典范医院都在疫情中建立了良好的应对体系并采取了相应措施。我们挑选了书中介绍比较详细的在印度本土外开设分院的纳拉亚纳医院和美国阿森松医疗集团两家医疗机构作为案例，与大家分享这两家典范医院应对逆境的措施及其取得的成果。

案例一：纳拉亚纳医院

纳拉亚纳医院简介

纳拉亚纳医院是以心脏外科起家的综合性、多专科连锁医疗集团，其以极低的价格为印度数以百万计的低收入心脏病患者提供高质量的医疗服务。目前，该机构在印度本土已经建立了 21 家医院、6 个心脏病中心、19 个初级保健机构，同时在开曼群岛运营了一家国际化医院。

纳拉亚纳医院始终坚持商业与公益结合的战略，为印度更广泛的人群提供高质量、可负担的医疗健康服务。从 2000 年创始至今，该机构经历了 5 个发展阶段。

阶段一：2000—2007 年，经济实惠的医疗健康服务

● 2000 年，德维·谢蒂医生在班加罗尔创立了心脏病专科医院，专注于心脏病专科服务。

● 2007 年，该机构运营有两家医院，分别在班加罗尔和加尔各答。

阶段二：2008—2012 年，向全国扩展，提供多专科医疗服务

● 该机构在印度全国各地（贾姆谢德布尔、斋浦尔、赖布尔、艾哈迈达巴德）开设多专科医院。

● 通过品牌和专业知识，该机构在第三方医院运营心脏病中心。

● 2008 年，纳拉亚纳医院获得了摩根大通和美国国际集团（AIG）的 1 亿美元投资。

阶段三：2013—2015 年，借助资本进行多模式增长

● 2013 年，该机构在希莫加、迈索尔、杜尔加布尔、班加罗尔等地建立了多专科医院，在怀特菲尔德、班加罗尔、古瓦哈提建立了超级专科医院，在圣玛莎、约旦河西岸、苏古纳和库帕姆建立了心脏病中心。

● 2014 年，该机构在开曼群岛开设了一家分院——开曼群岛健康城，标志着纳拉亚纳医院开始进入国际市场。

● 2014 年，该机构从印度疾病预防控制中心筹集到 4800 万美元。

阶段四：2016—2018 年，迈向区域性医疗健康服务网络

● 2016 年，纳拉亚纳医院在孟买股票交易所和印度国家证券交易所上市，市值达到 10 亿美元。

● 随后，该机构在柯里亚、查谟建立了专科医院并开始运营，正式进入印度北部医疗市场。

● 该机构在孟买建立了儿童医院并开始运营，加强了与印度西部医疗资源的交流。

● 到 2018 年 5 月，纳拉亚纳医院在印度西部地区有 5 家医院，共 940 张

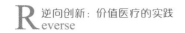

病床；在印度北部地区有 3 家医院，共 543 张病床；在卡纳塔克邦地区有 7 家医院，6 个心脏病中心，共有 2542 张病床；在印度东部地区有 9 家医院，1 个心脏病中心，共有 2091 张床位。

阶段五：2019 年至今，整合运营，聚焦数字化

- 这一阶段纳拉亚纳医院强调业务与投资组合的整合，以及高效的运营资金管理。

- 在数字化方面开展了一系列举措，专注于患者安全、系统效率与数据安全。

- 研发了数据分析产品 MEDHA，帮助医院管理人员削减开支和成本，帮助医生做出更好的临床决策。

- 开发了集中的数据存储系统，支持在线和离线数据获取，用于临床研究和相关操作。

- 在集团内推出了放射信息系统、客户关系管理、预约管理系统、索赔管理、人事档案管理和学习管理系统。

- 2019 年，纳拉亚纳医院正式推出了基于云的、完全可拓展的医院信息系统——ATHMA 平台。

纳拉亚纳医院运营近况

纳拉亚纳医院从最初的心脏病专科服务拓展到多专科服务，除心脏病专科外，医院的重点科室还包括肿瘤科、神经内科、神经外科、骨科及胃肠科，构建了多专业和多学科的整体医疗生态系统。

2008 年之后，纳拉亚纳医院在印度全国各地开设多专科医院，在印度全国范围内布局其医疗网络，并于 2014 年在开曼群岛建立了开曼群岛健康城，进入国际市场。近几年，纳拉亚纳医院一直保持稳定增长的营业收入和税息折旧及摊销前利润，如图 1 和图 2 所示。

营业收入

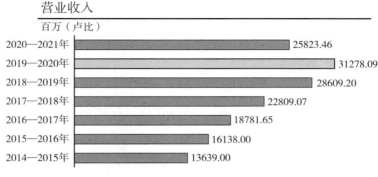

图 1　纳拉亚纳医院营业收入（2014—2021 年）

资料来源：纳拉亚纳医院 2015—2021 年年报。

税息折旧及摊销前利润

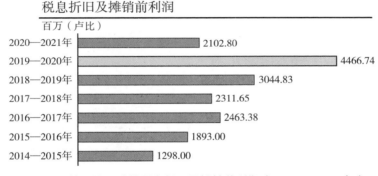

图 2　纳拉亚纳医院的税息折旧及摊销前利润（2014—2021 年）

资料来源：纳拉亚纳医院 2015—2021 年年报。

　　纳拉亚纳医院在 2019—2020 财年整体业绩表现优异，税息折旧及摊销前利润高达 44.67 亿卢比（约 5945.58 万美元），同比增长 46.7%（非总院业务增长高达 58.9%），当年利润高达 11.91 亿卢比（约 1585.22 万美元），如图 3 所示。这一年度取得的优异成绩得益于集团整合运营战略（该战略强调业务与投资组合的整合），以及近几年新医院投入的产出效益，海外医院开曼群岛健康城业务的快速增长和高效的营运资金管理能力。

　　2020—2021 财年受新冠疫情暴发的影响，虽然纳拉亚纳医院取得了税息折旧及摊销前利润为 21.03 亿卢比（约 2799.09 万美元）的成绩，但机构首次出现了亏损。机构运营亏损集中在上半年，收入仅有 4.92 亿卢比。随着客流缓慢且稳定地回升，纳拉亚纳医院以 14.99 亿卢比（约 2.00 亿美元）的季度税息折旧及摊销前利润结束了这一财年。

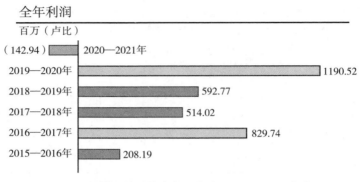

全年利润

百万（卢比）

2020—2021年	（142.94）
2019—2020年	1190.52
2018—2019年	592.77
2017—2018年	514.02
2016—2017年	829.74
2015—2016年	208.19

图 3　纳拉亚纳医院全年利润（2015—2021 年）

资料来源：纳拉亚纳医院 2015—2021 年年报。

开曼群岛健康城的近况

书中提到，2014 年纳拉亚纳医院与美国阿森松医疗集团合资在开曼群岛设立了一家分院——开曼群岛健康城。2018 年，阿森松医疗集团将其全部股权（71.4%）出售给纳拉亚纳医院的全资子公司 NCHL，这次回购后，纳拉亚纳医院拥有了开曼群岛健康城的全部所有权。

开曼群岛健康城目前已经发展为一家拥有 101 张病床的综合性医院，医疗范围涵盖成人心脏病学、儿科心脏病学、成人和儿科心脏外科、骨科手术、肺科、儿科内分泌学、神经学、神经外科、医学肿瘤学、泌尿科等，为患者提供一站式旅游医疗服务，同时为周边低收入患者提供一些免费或低价的医疗服务。

开曼群岛健康城 2019—2020 财年营业收入达到 6110 万美元，同比增长 12.1%，因为吸引了大量周边岛屿的患者，其业务增长加快。由于相关会计政策的变化，2019—2020 财年开曼群岛健康城的租赁费用减少了 120 万美元，因此税息折旧及摊销前利润从 2018—2019 财年的 950 万美元增加到 2019—

2020 财年的 1510 万美元，同比增长 58.7%。

开曼群岛健康城 2020—2021 财年运营收入从 2019—2020 财年的 6110 万美元增加到 6860 万美元，税息折旧及摊销前利润从 2019—2020 财年的 1510 万美元增加到 2620 万美元。由于新冠疫情影响和美国入境限制，此前在美国接受治疗的当地高净值患者转而选择了在开曼群岛健康城接受治疗，此外开曼群岛周边患者人数也有回升，因此实现了 12.3% 的业务增长和 73.6% 的税息折旧及摊销前利润增长。事实证明，开曼群岛健康城的投资策略分摊了疫情中纳拉亚纳医院在印度本土的运营压力，并且逐渐获得西方客户的认可。

新冠疫情暴发对纳拉亚纳医院的影响

从 2015 年开始，纳拉亚纳医院每年的营业收入稳定增长，并保持在 20% 左右的增幅，税息折旧及摊销前利润基本稳定在 39%～40% 的增幅。虽然新冠疫情的暴发打破了纳拉亚纳医院快速发展的态势，印度一度成为全球最严重的疫情灾区，医疗体系几乎崩溃，但是纳拉亚纳医院却带着驱动性使命——人人享有医疗服务——挺身而出。尽管纳拉亚纳医院的利润有所下降，但医院全年的整体业务量依然继续攀升（见表 1）。

表 1　纳拉亚纳医院 2019—2020 年部分业务情况

服务项目	服务人次	增长幅度
门诊、会诊	>250 万	11%
CT 检查	>10 万	8%
MRI 检查	>6 万	14%
生化检验	>1700 万	13%
住院	>30 万	23%
重症监护（1500 张床位）	3.6 万	104%
化疗	>5.6 万	187%
血管成形术	>1.35 万	13%
冠状动脉搭桥术	>7000	8%
透析	23 万	13%
器官移植（心脏、肾、肝）	>600	

资料来源：纳拉亚纳医院 2015—2021 年年报。

通常情况下，3月是纳拉亚纳医院每年业务量最大的月份。受新冠疫情暴发的影响，2020年3月纳拉亚纳医院患者流量大幅减少，对收入造成了较大的波动，其总部及关联公司的营业收入和税息折旧及摊销前利润全部遇到不同程度的下降。位于开曼群岛的开曼群岛健康城无论是收入还是盈利能力都高于总部和关联公司，如图4所示。

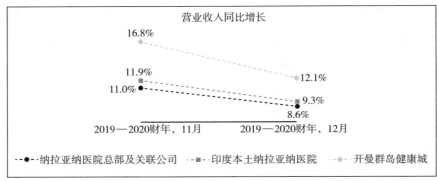

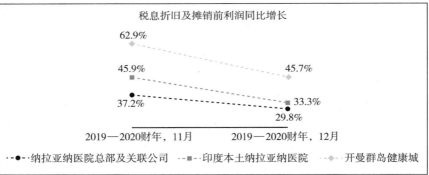

图4　新冠疫情暴发对纳拉亚纳医院营业收入和税息折旧及摊销前利润的影响

资料来源：纳拉亚纳医院2019—2020年年报。

新冠疫情中纳拉亚纳医院的应对措施

印度首例新冠肺炎患者于2020年1月在喀拉拉邦确诊。2020年4月，有近40名新冠患者陆续在纳拉亚纳医院位于孟买、德里和加尔各答的几家分院入院。

面对疫情，纳拉亚纳医院立即展开了全方位应对，主要措施如下：

（1）第一时间建立临床方案：成立委员会制订新冠治疗方案。委员会由十多名传染病、呼吸系统疾病、重症监护等方面的资深医生，以及来自世界各地的研究团队共同组成。

（2）以最快的速度设置检测场所并配置设备。

（3）全面提升隔离能力、明确隔离区域，同时尽可能为不同区域的医疗服务人员提供疫情防控专业技能培训。

（4）开展视频咨询，在大流行前三个月，医院组织进行了20000多次视频通话。

（5）2020年4月，纳拉亚纳医院患者人数减少了90%，许多部门进入隔离状态，尽管医疗资源大幅减少，医院还是通过高科技应用在许多领域提供了出色的医疗服务。

（6）快速完成疫苗接种。

（7）借助科技远程监控重症监护病房，医护人员通过可穿戴设备，实时远程监控各项数据，从而减少疫情期间的不必要接触。

正如纳拉亚纳医院创始人德维·谢蒂医生所说，"新冠将全球医疗健康服务的不足推到了浪尖，暴露了每个国家医疗服务系统的软肋。印度的医疗服务系统是脆弱的，我们无法在另一场大流行中幸存下来。因此，我们必须与政府合作，建立一个更健全、更公平、更经济可及的医疗服务系统。"

为了实现更健全、更公平、更经济可及的医疗服务系统，德维·谢蒂医生在以下几个方面提出了建议。

第一，解决供应短缺问题。医院无法从可靠的数据库获知在印度执业的医生和护士人数，所以不知道有多少医生仍在行医。印度国家医学委员会必须建立一个活跃的数据库，以此作为健康战略路线图的基础。印度应致力于成为世界上训练有素的医生、护士和医疗技术人员的第一生产国。

第二，调整制度和基础设施。印度全国有740家地区医院，这些医院都可以通过极少的投资升级为医学院。如果允许每所医学院的招生人数增加一倍，印度就可以在不耗费基础设施的情况下再增加 5 万名医生。

第三，构建可持续的支付模式。印度近三成的贫困原因可归结到灾难性的医疗费用上，这导致了普通大众不必要的痛苦，因为让每个人获得医疗保险的费用并不高。印度政府应该学习东南亚国家联盟，强制要求所有印度人参加医疗保险。目前，印度全国只有 10% 的人拥有私人医疗保险，贫困人群中只有 40% 可以享受国家 PM-JAY 计划，其余 50% 的人可以享受低成本的医疗保险，其中一部分保费由政府支付，一部分保费由雇主支付，其余则由保险人每月缴费。

第四，应对收入和利润压力。德维·谢蒂医生预计，印度政府因资金短缺将会延迟向医院付款的时间，这将增加医院流动资金的压力。大部分患者会尽可能地推迟选择性手术，而选择手术的患者可能没有足够的现金来支付手术费用。为此，纳拉亚纳医院已在各部门开展了多轮运营整合和成本削减措施，以确保业务保持活力。纳拉亚纳医院还有一个分析计划，动态调整手术包，以便尝试匹配患者的支付能力。

第五，减少面对面接诊患者。由于新冠病毒为接触传播，纳拉亚纳医院减少了人对人接触点的数量，并投资自动化和无纸化系统。纳拉亚纳医院的软件开发团队快速响应不断变化的环境，并在 2 周内构建了一个远程医疗应用程序，这使得医院的医生能够继续远程看病。大部分患者告诉医生，他们更喜欢在网上与医生交谈，而不是面对面与医生交谈。纳拉亚纳医院创建了户外筛查诊所，为所有医疗工作人员提供防护设备，并经常对员工和患者进行核酸检查，以确保疫情没有扩散。

第六，妥善处理医务人员短缺问题。早在这次大流行之前，全世界就出现了医疗专业人员短缺的情况。我们看到像英国和美国这样的国家加快了外国医生的移民进程，以填补他们的医疗人力短缺。一旦国际航班重新开放，德维·谢蒂医生预计会有大批印度医生和护士离开印度到国外工作。纳拉亚纳医院所有的中心医院都为专科医生提供研究生文凭课程，这样我们就不会突然面临人手短缺的问题。纳拉亚纳医院还为医生、护士和护理人员提供培训和技能提升课程。

新冠疫情的暴发曾经让无数人质疑印度的医疗服务系统，纳拉亚纳医院犹如黑暗中的一道光，凭借疫情期间的运营结果在众多医疗机构中脱颖而出。接下来让我们把目光转向同样饱受疫情打击的美国，关注美国创新型医院的情况。

案例二：阿森松医疗集团

阿森松医疗集团简介

阿森松医疗集团是美国的非营利性医疗健康服务公司，该公司致力于通过创新活动向连续性医疗健康服务转型。作为美国大型非营利性医疗机构，阿森松医疗集团的使命是为所有人提供富有同情心的个性化医疗服务，尤其是对贫困和弱势群体。

截至 2021 年 6 月 30 日，阿森松医疗集团拥有 160000 名雇员和合作伙伴，与 40000 家机构联合提供身心健康一体化的医疗服务，在美国 19 个州和华盛顿哥伦比亚特区运营 2600 家医疗机构，包括 146 家医院和 40 多家老年护理机构，提供临床和管理照护服务、投资管理服务（包括风险投资和直接战略投资）、机构管理服务、风险管理服务及集团内采购管理服务。

新冠疫情中的阿森松医疗集团

新冠疫情给阿森松医疗集团的业务造成了巨大冲击，隔离限制和患者就医倾向的变化，使得业务量大幅下降，但是阿森松医疗集团仍然坚守初心，在顽强对抗财务压力的同时坚持提供社会公益，继续为所有人提供富有同情心的医疗健康服务，尤其是为贫困人群和弱势群体。阿森松医疗集团在 2021 财年提供了 23 亿美元的无偿医疗和社区福利服务，以填补未被满足的医疗需求。而 2020 财年和 2021 财年，阿森松医疗集团只从美国联邦政府获得约 18 亿美元的 CARES 法案援助金（美国国会针对新冠疫情通过的 2 万亿美元的经济援助法案），可见阿森松医疗集团在业务量下降的情况下，内部消化了大部分亏损并借机为贫困弱势群体提供无偿医疗服务，如图 5 所示。

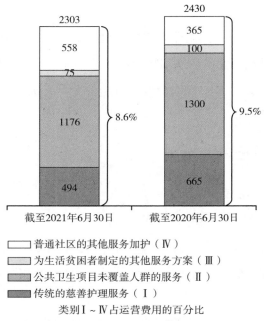

图 5　阿森松医疗集团为贫困和弱势群体提供医疗服务（单位：百万美元）

资料来源：阿森松医疗集团 2020—2021 年运营报表。

2020 年 7 月 1 日至 2021 年 3 月 31 日，阿森松医疗集团的出院人次、入院人次、急诊就诊人次和门诊就诊人次分别下降了 10%、9%、21% 和 6%，就诊人次远低于新冠疫情前。

新冠疫情增加了医院开支，主要在劳动力和供应成本上。在劳动力方面，2021 财年较 2020 财年同期增长 9.72 亿美元（3.8%），其中薪资和福利增加了 5.47 亿美元（4.3%）。在供应成本方面，2021 财年较 2020 财年增长了 3.69 亿美元（10.1%）。

2019 年 1 月 1 日至 2021 年 6 月 30 日，阿森松医疗集团估算新冠疫情使整个公司损失超过 19 亿美元（未包括政府援助金），包括收入损失和与疫情相关的费用，如表 2 所示。

表 2 阿森松医疗集团未经审计的预估财务数据

单位：百万美元
未经审计的财务信息

类别	截至 2021 年 6 月 30 日 6 个月	截至 2020 年 12 月 31 日 12 个月	新冠疫情期间
患者服务净收入	12264	22687	34951
其他营业收入 *	890	1754	2644
总营业收入 *	13154	24441	37595
总营业费用	13465	25959	39424
资助前的收入（损失）	（311）	（1518）	（1829）
资助金	134	1662	1796
经常性业务收入（损失）	（177）	144	（33）
自保信托基金投资回报	59	44	103
减值、重组和非经常性损失净额	（2）	（117）	（119）
运营收入（损失）	（120）	71	（49）
营业利润率	−0.9%	0.3%	−0.1%

* 不包括资助金。
资料来源：阿森松医疗集团 2020—2021 年非审计财务报表。

2020—2021 财年的逆势成长

尽管在 2020 年夏天遭遇了业绩的大幅下滑，阿森松医疗集团还是凭借其良好的投资能力，以及政府的资助，在新冠疫情这个艰难时期维持运作，并于 2021 财年开始了业务的向好发展。

虽然当时美国整体疫情仍在持续，但 2020—2021 财年较 2019—2020 财年，阿森松医疗集团营业总收入增长了 20 亿美元，增长率约为 7.8%。其他营业收入较上年增长了 3.08 亿美元，增长率约为 12.4%，如表 3 所示。

2020—2021 财年，阿森松医疗集团同等出院人次、入院人次和急诊就诊人次分别为 1553109 人次、739978 人次、601418 人次，比上年减少了 2.2%、3.1%、10.7%，但与前三季度相比业务量有较大幅度的回升。同时，总门诊人次和总手术人次分别比上年增长 3.0% 和 3.3%，如表 4 所示。

通过卓越的运营和成本控制能力，阿森松医疗集团 2021 年同期患者净收入增长了 7.3%，从 2020 年度的 228 亿美元增长到 244 亿美元。每次出院的患者服务净收入增长了 9.72%，这主要是因为新冠疫情期间患者（包括新冠患者）的逗留时间有所增加，平均住院日增长了 7%。远程访问次数在新冠疫情期间快速增长，2020—2021 财年，阿森松医疗集团总共提供了 150 万人次的远程访问服务，如表 4 所示。值得一提的是，阿森松医疗集团的利润增长伴随着病例组合指数值的提升（从 2020 年的 1.74 增长到 2021 年上半年的 1.85），这表明该机构所承受的患者医疗费用负担加重了，其中很大一部分是无法正常支付费用的贫困患者。

表 3 阿森松医疗集团营业情况（2020 财年和 2021 财年）

单位：百万美元

类别	2021	2020
患者服务净收入	24447	22779
其他营业收入	2791	2483
营业费用	26685	25713
营业收益（损失）	676	（639）
营业利润率	2.5%	（2.5%）
EBIDA 率	8.1%	3.5%
为贫困和弱势人群服务的支出	2303	2430

资料来源：阿森松医疗集团 2020—2021 年非审计财务报表。

表 4 阿森松医疗集团业务情况（2020 财年和 2021 财年）

业务量趋势	2021	2020
同等出院人次	1553109	1587763
入院人次	739978	763831
CMI	1.85	1.74
急诊就诊人次	2685878	3007177
手术人次	601418	582133
办公室访问人次	15831816	14788424
远程访问人次	1498946	936857
紧急医疗服务人次	404292	558271

资料来源：阿森松医疗集团 2020—2021 年非审计财务报表。

业绩反弹两大支柱：政府资助与投资策略

CARES 法案

2020 年 3 月 27 日，美国颁布了一项 2 万亿美元的刺激法案，即 CARES 法案，以减轻全球新冠病毒大流行引发的经济衰退影响。CARES 法案提到，2 万亿美元中超过 1300 亿美元用于医院、医疗健康服务系统及医疗服务提供者。阿森松医疗集团在 2020 财年和 2021 财年收到了共约 18 亿美元的联邦政府 CARES 法案援助金。但是阿森松医疗集团在疫情中提供给贫困人群的援助已经大大超出政府所提供的补助。

投资策略

阿森松医疗集团业绩增长的另一个关键是合资企业的良好业绩和相关资产的出售。

阿森松医疗集团合资企业拓展了服务线，尤其是药店销售和实验室收入方面，2021 财年分别较上年增长了 13.1% 和 17.8%。由于合资企业的良好业绩，阿森松医疗集团其他营业收入较上年增长了 5080 万美元。相关合资企业的出售也令阿森松医疗集团获得了 8770 万美元的一次性收入。

广泛多元化的组合性投资是阿森松医疗集团一直坚持的投资策略，相关业务由其全资子公司阿森松投资管理公司（Ascension Investment Management, AIM）进行管理。截至 2021 年 6 月 30 日，AIM 管理的净投资总额为 541 亿美元。截至 2021 年 6 月 30 日，年度回报率为 28.6%，约 59 亿美元，而上一年度同期为亏损 4.1 亿美元。除了由 AIM 管理的现金和投资，阿森松医疗集团还持有其他战略投资，截至 2021 年 6 月 30 日，年度投资贡献约 10 亿美元。

疫情期间对员工及其家属的企业责任

企业责任心不止步于它所服务的患者，为了感谢疫情期间员工的付出、奉献，甚至牺牲，阿森松医疗集团努力在生理、心理和精神上照顾全体员工，就像他们不遗余力地照顾患者一样。

在跨职能团队的投入和指导下，阿森松医疗集团推出了几个专门项目以减轻新冠疫情期间员工的负担。

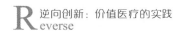

1. 提供经济援助方案帮助因疫情而陷入经济困难的同事，经济援助涵盖了租金、药费，甚至是汽车修理费。

2. 薪资保护，该项目保护员工在艰难时期的薪酬，包括那些暂时被分派到公司内部工作的劳动派遣人员，以及那些因疑似病例或确诊新冠而无法继续工作的人员。

3. 家属护理支持为那些有老年人或有特殊需要的家庭提供支持，缓解因额外的家属护理开支造成的经济困难。

4. 医疗服务费用项目帮助员工获得所需的医疗服务，为符合条件的员工及家属将在线医疗问诊费用调整为 0 美元，其他人员则降低到 20 美元。

5. 为前线人员提供专门支持，比如提供专有福利和针对性服务。为选择入住酒店的临床医生全额报销酒店住宿费，为所有员工提供各种连锁酒店的折扣。

自我照顾与支持

自我照顾与支持比以往任何时候都显得更重要，为此阿森松医疗集团整合并提供了以下资源和健康工具供所有人使用。

1. 反思、祈祷与正念，团队开发了一个共同祈祷的请求界面，所有人都可以使用。

2. 精神关怀，大家可以随时随地与经验丰富的牧师进行一对一对话。

3. 虚拟同伴支持会议，这是为每个人与同伴建立联系的一种方式，该会议至少每天举行一次。

4. 理解和亲密度，机构为员工提供了一个在线工具，可以向同事发送电子贺卡。

5. 心理、情感和精神健康帮助，通过一些工具和资源，帮助员工保持心理、情感和精神上的健康。包括能量管理、韧性管理、远程协作、识别痛苦和悲伤的技巧等。

6. 员工援助计划，通过虚拟咨询，帮助员工处理压力与人际关系，并找到新常态。

7. 折扣和项目，机构与一些组织合作，为员工及其家属提供缓解压力的播客、电子学习课程、互联网服务、外卖配送等。

总之，正是这群富有社会责任心的医院领导者和高度认可阿森松医疗集团企业文化的员工们，才使得阿森松医疗集团在疫情严重的美国能够继续实现它的使命。这也再一次验证了印度以价值为导向的医疗服务的五大核心原则是一个可复制的模式。阿森松医疗集团和纳拉亚纳医院都不是公立性质的，纳拉亚纳医院还是一家上市企业。但是，它们在社会公益方面的贡献远远超越它们所在国家的公立医疗机构。它们不但没有被疫情带来的业务压力压垮，反而通过五大核心原则的综合效益开辟了新的发展空间，并进一步获得了患者和合作伙伴的认可。展望我国高质量医疗健康事业发展的未来，我们相信中国的医疗机构，无论是公立还是民营，以及其他医疗行业从事人员可以从这些案例中得到启示，完成以人民健康为中心的本土化价值医疗实践，将行医济世的责任转化成让更多人获益的实惠医疗。实现医疗健康平等是全民共富的重要指标，我们非常期待更高的质量、更低的成本、更易获得的医疗服务供给时代的到来。向着这个光辉灿烂的目标，让我们共同携手前进！